María del Pilar Díaz Martínez

Tratamento da dor em fisioterapia com agulhamento seco

María del Pilar Díaz Martínez

Tratamento da dor em fisioterapia com agulhamento seco

Membro inferior

ScienciaScripts

Imprint

Cover image: www.ingimage.com

This book is a translation from the original published under ISBN 978-613-9-43418-3.

Publisher:
Sciencia Scripts
is a trademark of
Dodo Books Indian Ocean Ltd. and OmniScriptum S.R.L publishing group

120 High Road, East Finchley, London, N2 9ED, United Kingdom
Str. Armeneasca 28/1, office 1, Chisinau MD-2012, Republic of Moldova, Europe
Printed at: see last page
ISBN: 978-620-8-29317-8

Índice

1. INTRODUÇÃO AO AGULHAMENTO SECO (PS).

O agulhamento seco (SP) é uma técnica terapêutica que tem vindo a ganhar um lugar de destaque no campo da fisioterapia, mas a sua aplicação requer um conhecimento anatómico aprofundado e precauções específicas para garantir a segurança do paciente (1, 2).

Antes de mais, é essencial ter em conta os riscos associados a esta técnica. O agulhamento seco, se não for realizado corretamente, pode levar a complicações como pneumotórax, lesão de vasos sanguíneos, nervos ou mesmo órgãos internos. É, por isso, essencial que o fisioterapeuta tenha um domínio claro da anatomia humana, nomeadamente das estruturas a evitar durante a punção (3, 4).

As estruturas a evitar incluem a pleura e os pulmões, uma vez que uma punção profunda nestas áreas pode causar um pneumotórax. É também crucial estar atento à presença de vasos sanguíneos, evitando punções em veias, e a lesões nervosas, que podem causar dor eléctrica em contacto com a agulha. Se esta sensação for sentida, a agulha deve ser reposicionada imediatamente para evitar danos. Além disso, deve ter-se cuidado com os órgãos internos, como o rim, e as articulações, onde uma punção inadequada pode resultar em complicações graves (5, 6).

A eficácia do agulhamento seco depende em grande medida do diagnóstico exato dos pontos de gatilho miofasciais. A evidência apoia a sua utilização numa variedade de condições músculo-esqueléticas, tornando-a uma ferramenta valiosa para o tratamento de condições como a dor miofascial, dor no ombro associada a hemiparesia ou impacto, dor lombar e cervical crónica, bem como dores de cabeça e enxaquecas. Também é utilizado em casos de síndromes de compressão nervosa, como o túnel cárpico, e no tratamento de tendinopatias e fasceíte plantar. No entanto, o agulhamento seco não é isento de precauções. Um dos efeitos mais comuns é a dor, que pode ser grave, mas é geralmente temporária. É essencial seguir técnicas corretas de manuseamento das agulhas, uma vez que existe o risco de as mesmas se dobrarem ou partirem durante o procedimento. O pneumotórax, apesar de raro, é uma grande preocupação, pelo que se deve evitar a punção torácica profunda (7, 8).

As lesões vasculares são outro risco a considerar. Por conseguinte, o conhecimento da anatomia vascular é vital para evitar hemorragias. Em caso de hemorragia, deve ser aplicada pressão imediatamente. As lesões nervosas e viscerais são também uma preocupação importante. Por este motivo, é essencial estar familiarizado com a anatomia dos nervos periféricos e centrais, bem como com a localização dos órgãos internos, para evitar danos. O risco de infeção também deve ser tido em conta. É crucial seguir protocolos assépticos rigorosos, utilizando agulhas esterilizadas e assegurando uma gestão adequada dos resíduos. Além disso, são frequentes as reacções vegetativas, como a síncope vasovagal. Para evitar desmaios, é aconselhável efetuar a punção com o doente em decúbito (9, 10, 11).

A PS é um procedimento invasivo utilizado em fisioterapia para tratar a dor e a disfunção muscular, mas comporta certos riscos que exigem uma avaliação cuidadosa do doente. Existem contra-indicações absolutas, como a fobia de agulhas, a recusa do doente, a incapacidade de dar o seu consentimento, as emergências médicas e as zonas com linfedema. São também identificadas contra-indicações relativas, como a tendência para a hemorragia, o comprometimento do sistema imunitário, a doença vascular, a diabetes e a gravidez. É crucial que o médico efectue uma análise detalhada antes de prosseguir. Para além disso, devem ser tomadas precauções especiais para grupos vulneráveis, como crianças e doentes com doenças como a epilepsia ou ansiedade (12, 13).

A segurança na prática da SP é fundamental. Os procedimentos são classificados em agulhamento seco superficial (SDP) e agulhamento seco de pontos de gatilho (TPD), cada um com os seus próprios riscos. Os efeitos adversos podem variar desde nódoas negras e dor local até complicações mais graves, embora estas sejam raras. Embora a literatura ainda não tenha explorado completamente estes riscos, a experiência clínica indica que a maioria dos efeitos adversos são ligeiros e reversíveis. Para prevenir a infeção, a higiene das mãos é essencial. Os profissionais devem seguir diretrizes de prevenção que abordem a cadeia de infeção, que inclui o agente infecioso, o reservatório, a porta de saída e de entrada, bem como o hospedeiro suscetível. As medidas de higiene incluem a lavagem das mãos com sabão adequado, a utilização de luvas e a preparação do local da punção. A escolha dos produtos de higiene das mãos deve ter em conta o seu potencial de irritação da pele. As luvas são obrigatórias para evitar o contacto com fluidos corporais, devendo ter-se cuidado ao manusear as luvas para evitar lesões por perfuração. Em caso de acidente, a ferida deve ser lavada imediatamente e deve procurar-se assistência médica (14, 15, 16, 17, 18).

Durante o procedimento, é fundamental uma comunicação eficaz com o doente. O desconforto pós-tratamento é comum, e é vital informar o paciente sobre isso para reduzir a ansiedade. Se o doente sentir dor aguda ou quaisquer sintomas preocupantes, o médico deve atuar imediatamente, removendo a agulha e aplicando as medidas necessárias (19).

2. MÉTODOS PS.

O agulhamento seco (DTP) é um método utilizado para tratar os pontos-gatilho miofasciais (MTrPs) e é classificado em várias modalidades, dependendo de factores como a ferramenta utilizada, a profundidade da inserção da agulha e a abordagem terapêutica do profissional. As principais categorias são o agulhamento seco superficial (SDP) e o agulhamento seco profundo (DDP) (20, 21, 22).

Na PSS, como a técnica de Peter Baldry, a agulha é introduzida no tecido subcutâneo sem atingir o PGM, e a sua eficácia baseia-se na redução da dor e da hiperalgesia associada. Outra técnica nesta categoria é a punção subcutânea de Fu, que mobiliza a agulha no tecido subcutâneo a uma distância do PGM. Em ambas, a duração da inserção e da estimulação pode ser ajustada de acordo com a resposta do paciente. A PSP, por outro lado, centra-se nos PGM e utiliza técnicas como a entrada e saída rápidas de Hong, que tem por objetivo provocar respostas locais de contração através da inserção e retirada rápidas da agulha. Outra técnica, a estimulação intramuscular de Gunn, trata a dor crónica através da manipulação rápida da agulha para libertar endorfinas e aliviar a dor. A eletropunctura seca, que utiliza corrente eléctrica, também se destaca pelos mecanismos propostos que induzem contracções musculares, facilitando a eliminação de substâncias sensíveis à dor (23, 24, 25).

As duas modalidades de agulhamento seco, PSS e PSP, têm mecanismos de ação diferentes. Na PSS, a estimulação das fibras nervosas A-beta ajuda a bloquear a transmissão da dor, enquanto a PSP induz uma "lavagem" das substâncias que perpetuam a dor e melhora o pH na zona do PGM, o que pode normalizar a sua função. Além disso, verificou-se que a PSP melhora a oxigenação e o fluxo sanguíneo, o que contraria a hipoxia típica dos PGM. A PSP também tem impacto no tecido conjuntivo e na fáscia muscular. As agulhas utilizadas são finas, o que permite uma interação específica com o tecido. Ao rodar a agulha, é criada uma "bola" de colagénio, que gera estiramento nas camadas subcutânea e intermuscular. Isto provoca respostas viscoelásticas no tecido, que podem levar ao relaxamento e reorganização do colagénio (26, 27, 28, 29).

A fáscia, composta por tecido conjuntivo denso e frouxo, desempenha um papel crucial na dor miofascial. As restrições na fáscia, especialmente no perimísio, podem contribuir para a formação de bandas apertadas que geram dor. Embora exista uma ligação clara entre a fáscia e os PGM, a investigação sobre a forma como o agulhamento seco afecta estas estruturas é limitada. Há uma necessidade urgente de estudos que explorem estas interações para melhor compreender a dor miofascial e otimizar as intervenções terapêuticas (30, 31, 32, 33).

3. PROTOCOLO PARA A CORRECTA APLICAÇÃO PRÁTICA EM PS.

O agulhamento a seco é uma técnica que requer uma atenção cuidadosa e metódica para garantir a sua eficácia e segurança. O processo começa com a anamnese, em que o fisioterapeuta recolhe informações pormenorizadas sobre a história clínica do doente, os sintomas actuais e efectua uma avaliação física completa. Isto permite identificar corretamente os pontos de gatilho e escolher a intervenção adequada (34, 35).

Uma vez recolhida a informação, o passo seguinte é informar o doente sobre o tratamento proposto. Isto inclui explicar a técnica de agulhamento a seco, os seus benefícios e possíveis riscos. É essencial que o doente compreenda o procedimento e assine um consentimento informado, o que não só protege o fisioterapeuta, como também estabelece uma relação de confiança. A higiene é outro aspeto fundamental. Antes de iniciar a punção, o fisioterapeuta deve lavar as mãos e desinfetar a pele do doente para evitar infecções. Além disso, o posicionamento correto do doente numa posição confortável é essencial para facilitar o acesso à zona a tratar e para garantir que o procedimento é realizado de forma eficaz. Antes de efetuar a punção, é necessário confirmar o diagnóstico e a localização do ponto de gatilho muscular (MTP). Esta etapa é fundamental para que o tratamento seja específico e eficaz. Durante a realização da punção, é importante que o fisioterapeuta seja habilidoso e mantenha uma comunicação constante com o paciente, ajustando a técnica de acordo com o seu conforto (36, 37, 38).

Uma vez concluída a punção, devem ser seguidos determinados cuidados pós-procedimento. Estes cuidados incluem técnicas de hemostase para controlar eventuais hemorragias e instruções sobre os cuidados a ter com a zona tratada. A programação dos cuidados de seguimento é essencial para avaliar a eficácia do tratamento e para tratar eventuais efeitos secundários (39, 40).

O agulhamento seco é utilizado para tratar a síndrome da dor miofascial, que envolve a libertação de acetilcolina e a formação de pontos de gatilho. Embora o seu objetivo seja o alívio da dor, esta técnica pode causar lesões nas fibras musculares e nervosas. As agulhas utilizadas são maiores do que as próprias fibras musculares, resultando em lacerações (41, 42).

A lesão muscular dá início a um processo inflamatório que ativa as células imunitárias responsáveis pela limpeza dos resíduos celulares e pela promoção da regeneração. À medida que as células satélite são activadas e se transformam em mioblastos, começam a reparar a fibra muscular danificada, um processo que pode demorar cerca de sete dias. Além disso, o agulhamento seco pode causar danos nos axónios, levando à degeneração do segmento distal. No entanto, a resposta inflamatória ajuda a remover os detritos e promove o crescimento axonal para restaurar a função. Embora possam surgir complicações, estudos mostram que, em geral, a regeneração e reinervação muscular ocorrem de forma eficaz, demonstrando o potencial reparador da técnica (43, 44).

4. PONTOS DE GATILHO NÃO MIOFASCIAIS (NMTPS).

O agulhamento a seco (PD) é uma técnica terapêutica que envolve a inserção de agulhas através da pele sem administração de medicação, utilizada principalmente para tratar pontos-gatilho não miofasciais (NMTPs). Estes pontos são identificados como áreas dolorosas que não correspondem a pontos-gatilho miofasciais (MTrPs) e podem incluir áreas de fixação de tendões, bainhas, fáscias e tecidos subcutâneos (45).

Os PGNM podem ser desencadeados por espasmos locais resultantes da ativação de um PGM. Hong define-os como focos de sensibilização onde os nociceptores são hiperestimulados, permitindo que a PS produza alívio da dor, mesmo utilizando pontos de acupunctura. A acupunctura tradicional chinesa é uma das primeiras técnicas aplicadas aos PGNMs, podendo ser utilizadas outras técnicas, como a PS com múltiplas inserções rápidas, que visa dessensibilizar os nociceptores, ou a PS para libertação de tecidos moles, que alivia a tensão nos músculos e tecidos (46, 47).

Os mecanismos que explicam o alívio da dor pela PS incluem a ativação do sistema inibitório da dor, a interrupção do ciclo PGM e a estimulação dos nociceptores, que interrompe o sinal da dor. Para aplicar a PS de forma eficaz, é importante escolher o tipo correto de agulha e seguir uma técnica de inserção precisa. Após o procedimento, deve ser aplicada compressão na área tratada para minimizar a dor (48, 49).

As técnicas mais proeminentes são a entrada e saída rápida com rotação, ideal para doentes com fibromialgia, e a PS para libertação de tecidos moles, que utiliza cânulas para injetar substâncias que facilitam a libertação de aderências teciduláres. Estas metodologias tratam eficazmente os PGNMs, conseguindo um alívio significativo da dor e libertação de tensões nos tendões e ligamentos (50).

5. CLASSIFICAÇÃO E PS NO PGM DAS DIFERENTES MUSCULATURAS.

5.1. PS para a musculatura torácica.

5.1.1. Serrátil anterior.

- Localização dos PG: Geralmente localizados entre a quinta e a sexta costelas. Também podem estar localizados na linha média das fibras musculares, no aspeto ventral do músculo e na borda vertebral da escápula. Este músculo é essencial para a função do ombro, pelo que os PGM neste músculo podem afetar a mobilidade e causar dor (51, 52).
- A dor referida pelos PGMs do serrátil anterior manifesta-se frequentemente no tórax, onde se localizam os PGMs. Também pode ser encontrada medialmente ao ângulo inferior da escápula. Em casos menos comuns, a dor pode estender-se à face medial do braço, chegando até ao punho e à mão. A dor pode ser persistente, variando pouco com as alterações posturais. Embora o serrátil anterior não seja um músculo inspiratório primário, os PGMs no serrátil anterior podem estar associados a dificuldades respiratórias e dor torácica associada ao enfarte do miocárdio, em combinação com o peitoral maior (51, 52).
- Sintomas associados: dor torácica opressiva, frequentemente acompanhada de ansiedade no doente e fraqueza e alteração do padrão de ativação muscular, especialmente em actividades que requerem a elevação do braço (51, 52).
- Mecanismos de ativação (51, 52):
    - Mecanismos diretos:
        - Sobrecarga crónica: Actividades que implicam manter os braços levantados ou movimentos repetitivos, como trabalhos manuais ou certos desportos.
        - Exercício intenso: actividades como as flexões, que podem provocar uma sobrecarga.
    - Mecanismos indirectos:

- Disfunções articulares: Problemas na articulação do ombro (glenoumeral, esternoclavicular, acromioclavicular) podem contribuir para a fraqueza do serrátil anterior.
- Coluna cervical: As alterações da coluna cervical podem provocar um atraso na ativação do serrátil anterior, o que pode aumentar a carga sobre as estruturas cervicais e torácicas.
- Radiculopatia: A compressão dos nervos periféricos pode ativar os PGM.
- Outros músculos, como os escalenos, o iliocostal torácico e o diafragma, podem influenciar a ativação dos PGMs do serrátil anterior.

- PS (51, 52):
  - Posição do doente: Posição em decúbito lateral, com o lado afetado para cima.
  - Localização do PGM:
    - Colocar o braço do doente em extensão, o que provoca a adução da omoplata, permitindo que as fibras laterais do serrátil anterior se tornem mais acessíveis.
    - Dobrar o cotovelo a cerca de 90 graus e apoiar a mão na crista ilíaca.
    - Palpar transversalmente para localizar o PGM, que se encontra normalmente na linha axilar média, acima da quinta e sexta costelas.
  - Agulha: Utilizar uma agulha de 0,25 mm x 25 mm, evitando agulhas mais compridas que possam atingir o pulmão.
  - Técnica de punção:
    - Apertar a banda com dois dedos, deixando o PGM entre eles.
    - Deslize os dedos por cima ou por baixo da banda esticada para abrir espaço.
    - Introduzir a agulha tangencialmente ao tórax.

- Riscos e precauções: Risco de pneumotórax Embora seja improvável que a técnica atinja o pulmão, devem ser tomadas precauções para evitar complicações como o pneumotórax (51, 52).

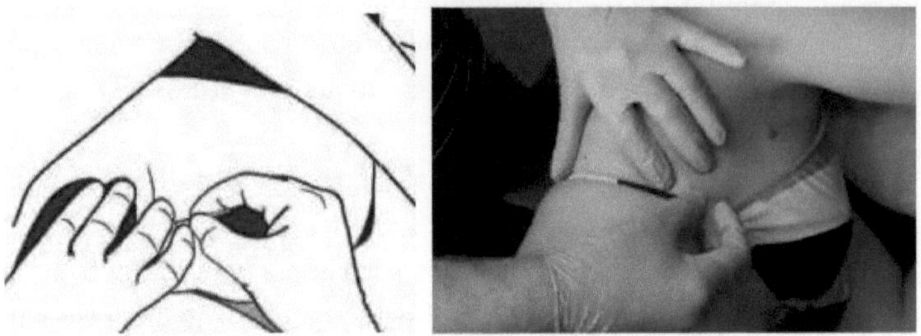

Figura 1. PS em PGM do serrátil anterior (53, 54).

5.1.2. Serrátil póstero-superior.

- Localização e caraterísticas dos PGM: Os pontos de gatilho miofasciais do músculo serratus posterosuperioris estão normalmente localizados na parte central do músculo, imediatamente medial à borda vertebral do ângulo superior da escápula. De acordo com Simons et al, os PGM podem ser identificados na inserção costal do músculo, representando entidades de inserção (entesopatias). Inserções ao nível da quarta costela são identificadas como a causa do que ele chama de síndrome escapulocostal (55, 56).
- Padrão de dor referida: O padrão de dor referida coincide habitualmente com a zona medial ao ângulo superior da omoplata, acompanhada de dor na zona posterior do ombro e braço, sendo mais intensa no ombro e cotovelo. A dor pode estender-se à face ulnar do antebraço e da mão, levando a que o doente seja frequentemente diagnosticado com cervicobraquialgia ou radiculopatia cervical. A dor também pode ocorrer na região peitoral, projectando-se para a frente a partir do ângulo superior da omoplata, através do pulmão. Por vezes, os PGM podem causar sintomas de um pescoço doloroso e rígido com dificuldade de

rotação homolateral. Esta reação, embora invulgar, pode ser explicada pela função proprioceptiva do músculo, que tem uma elevada densidade de fusos musculares (55, 56).

- Clínica: Dor profunda e persistente na parte superior da omoplata, com pouca variabilidade. Dor associada ao longo da extremidade superior (55, 56).
- Mecanismos de ativação: A ativação dos PGMs do serrátil póstero-superior pode ocorrer diretamente por episódios de tosse prolongada e problemas respiratórios que sobrecarregam a musculatura inspiratória acessória, bem como por posturas e atividades que envolvem o uso do membro superior, onde a escápula exerce pressão sobre o músculo. Estes PGMs podem coexistir com os de outros músculos, como o trapézio medial, rombóides, iliocostal torácico, elevador da escápula ou escalenos, e podem ser activados indiretamente por estes músculos quando a dor é referida na sua área (55, 56).
- Músculos relacionados: escalenos, rombóides, trapézio medial, iliocostal, elevador da escápula (55, 56).
- PS (55, 56):
  - Técnica de punção: O doente é colocado em posição prona com a mão do lado afetado atrás das costas, permitindo a rotação interna do úmero e a anteriorização do ombro. Isto ajuda a separar o bordo interno da escápula, deslocando o ângulo superior para cima e para fora, esticando ligeiramente os músculos trapézio e romboide que cobrem o serrátil. Para localizar os PGM, é efectuada uma palpação profunda contra as costelas na zona, onde se detectam frequentemente bandas apertadas. A direção das fibras do serrátil póstero-superior e dos rombóides é oblíqua, ao contrário do trapézio, que tem uma direção mais horizontal. Para distinguir os dois, identifica-se primeiro a banda tensa com o braço do doente ao longo do corpo. Ao pedir ao doente que coloque a mão atrás das costas, as fibras dos rombóides são deslocadas, o que

ajuda a identificar se a banda corresponde ao serratus posterosuperioris.

- Posição: Em decúbito ventral com a mão atrás das costas.
- Tamanho da agulha: 0,25 mm x 25 mm.
- Precauções: Evitar pneumotórax. Se o PGM for identificado, a banda é fixada com dois dedos e a agulha é inserida medialmente ao dedo que fixa o PGM, tentando atravessá-lo com uma abordagem tangencial ao tórax para evitar atingir o pulmão. Na maioria dos casos, recomenda-se uma agulha de 0,25 mm x 25 mm.

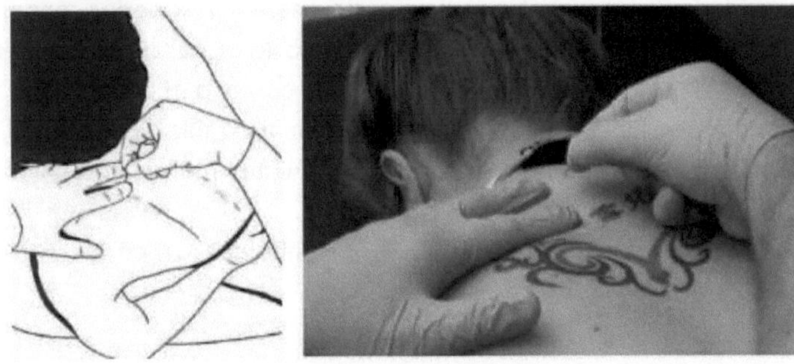

Figura 2. PS em PGM para serratus postero-superior (53, 54).

- Perigos e precauções: O principal risco durante este procedimento é o pneumotórax, pelo que é crucial ter cuidado ao perfurar a área afetada.

5.1.3. Serrátil póstero-inferior.

- Localização e caraterísticas dos PGMs do serrátil póstero-inferior: Podem ser encontrados na região toracolombar, fora do iliocostal, acima das últimas costelas. Este músculo é menos conhecido e a literatura que descreve a sua possível sintomatologia é bastante limitada (51, 52, 55, 56).

- Padrão de dor referida: O padrão de dor referida está localizado logo acima do músculo, geralmente em adição a um padrão composto envolvendo outros músculos e estruturas, ocorrendo frequentemente na dor lombar. Os PGMs do serratus posteroinferioris frequentemente coexistem com PGMs do eretor spinae. Quando este músculo é a fonte de dor, o doente tende a descrever uma dor lancinante ligeira, mas incómoda e persistente, com ligeira variabilidade mecânica, sem alterações significativas durante a inspiração ou a expiração forçada. Esta condição pode ocorrer após o tratamento de outras causas de dor, quando o paciente obteve melhora, mas ainda sente dor residual (51, 52, 55, 56).
- Clínico (51, 52, 55, 56):
  - Dor: latejante, com ligeira variabilidade mecânica.
  - Dor residual: persiste após o tratamento de outras causas de dor lombar.
- Músculos relacionados: Longissimus thoracis, iliocostalis thoracis e latissimus dorsi (51, 52, 55, 56).
- PS (51, 52, 55, 56):
  - Técnica de punção: O doente deve ser colocado em posição de decúbito ventral. Uma vez localizada a charneira toracolombar, procurar a banda tensa e o PGM, palpando obliquamente fora do iliocostal e contra a base firme das últimas costelas. As fibras do latissimus dorsi a este nível têm uma direção oblíqua e mais vertical, enquanto a direção do iliocostal é marcadamente vertical. Recomenda-se a utilização de uma agulha de 0,25 mm x 25 mm na maioria dos doentes, evitando agulhas mais longas que possam aumentar o risco de pneumotórax.
  - Para efetuar a punção:
    - Localização: Fixar a banda esticada com dois dedos em ambos os lados do PGM, tentando localizá-la sobre a costela.

- Direção da agulha: Como as fibras estão em relação oblíqua com as costelas, é provável que as pontas dos dedos que seguram a banda estejam nos espaços intercostais, reduzindo o risco de pneumotórax.
- Técnica de inserção: Por razões de segurança, os dedos devem ser deslizados por baixo da banda, permitindo que a agulha seja inserida o mais tangencialmente possível ao tórax.

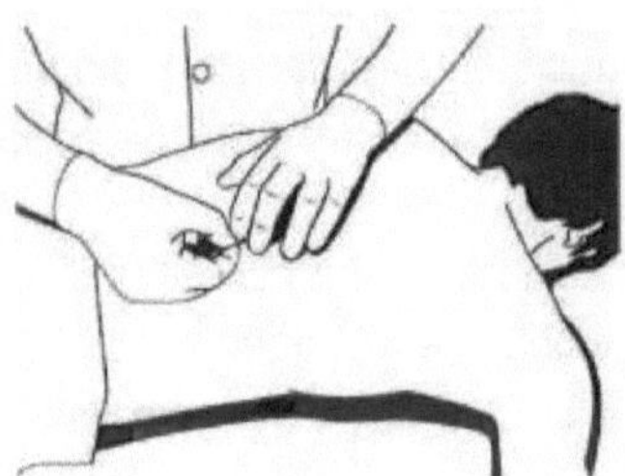
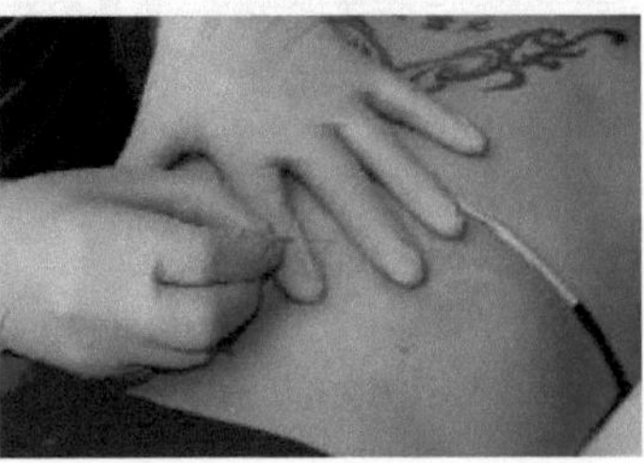

Figura 3. PS em PGM para o serrátil posterior-inferior (53, 54).

- Riscos e precauções: Risco de pneumotórax, a principal preocupação é evitar que a agulha atinja o pulmão durante a punção (51, 52, 55, 56).

5.1.4. Peitoral maior.

Os pontos de gatilho miofasciais (MTrPs) no peitoral maior estão distribuídos em várias áreas, e cada uma dessas áreas está associada a padrões específicos de dor referida. As diferentes divisões do músculo e as suas implicações clínicas são descritas abaixo (57, 58).

- Localização e padrões da dor (57, 58):
  - Porção clavicular:
    - Dor referida: Principalmente no aspeto anterior do ombro, embora possa ser referida dor local.
    - Descrição: Os PGMs desta porção estão normalmente localizados na parte superior do músculo.
  - Divisão esternocostal:

    - Localização dos platinóides: Encontram-se normalmente na parte central das suas fibras.
    - Dor referida: Pode incluir dor que se estende ao longo do tórax anterior e abaixo do epicôndilo medial do antebraço, afectando o bordo medial do braço e da mão.
  - Fibras inferiores (divisão abdominal):
    - Dor referida: Pode causar desconforto mamário e hipersensibilidade do mamilo, especialmente nas mulheres. A pressão sobre o mamilo ou a fricção contra a roupa podem ser desconfortáveis.
    - Relação com arritmias: Foi descrito um PGM relacionado com arritmias cardíacas somatoviscerais, localizado no espaço intercostal entre a quinta e a sexta costelas.
  - PGMs Parasternal de Inserção:
    - Dor local: frequentemente referida ao esterno sem atravessar a linha média.
- Implicações clínicas: Os PGMs do peitoral maior podem encurtar, contribuindo para a ativação dos PGMs na musculatura interescapular (rombóides e trapézio médio), o que pode causar dor nesta região. Existe uma associação entre os PGMs do peitoral maior e a síndrome cruzada superior, bem como cefaleias cervicogénicas. A ativação dos PGMs pode estar relacionada com o encurtamento do músculo, o que pode levar à tensão e dificultar a correção postural. As actividades que envolvem o uso excessivo do peitoral maior, como trabalhos manuais e desportos que exigem movimentos intensos do ombro, podem ser mecanismos diretos de ativação (57, 58).
- Dor precordial: A dor precordial e a irradiação de MMPs nos músculos peitorais podem ser confundidas com dor anginosa, especialmente se a dor for constante e acompanhada por uma sensação de constrição no peito. Isto realça a importância de um diagnóstico preciso, uma vez que a ativação destes PGMs pode contribuir para a persistência da dor após um episódio de enfarte agudo do miocárdio (57, 58).

- Considerações pós-operatórias: Os PGMs do peitoral maior também podem estar implicados na dor pós-operatória após a mastectomia, causando desconforto com o uso de sutiã e fricção na roupa. Os autores descobriram que estes PGMs estão frequentemente implicados no ombro congelado, onde podem causar dor e mobilidade reduzida (57, 58).
- Clínica (57, 58):
  - Sintomas: Encurtamento e alterações biomecânicas; dor intermitente ou persistente na face anterior do ombro, no tórax, na face interna do membro superior e hipersensibilidade da mama e do mamilo.
  - Ativação do PGM: Pode ocorrer devido à manutenção de uma postura de ombros para a frente, fraqueza muscular ou imobilização.
- PS (57, 58):
  - Técnica:
    - Posição do doente: O doente deve ser colocado em posição supina.
    - Localização dos PGM: Pede-se ao doente que faça uma abdução no plano da escápula a 90° para tornar visível o músculo peitoral maior. Os PGM centrais são localizados por palpação em pinça.
    - Palpação: Para facilitar a palpação, pode pedir-se ao doente que coloque a mão do lado a tratar sobre o abdómen, separando ligeiramente o úmero.
    - Punção: Uma vez localizado o PGM, a agulha é dirigida para dentro da pinça na sua direção, com as precauções habituais para evitar a punção acidental do pulmão. Na maioria dos procedimentos é utilizada uma agulha de 50 mm.
  - PGMs claviculares: Para a punção dos PGMs da porção clavicular, o fisioterapeuta deve localizar a banda tensa através de palpação plana. A punção é efectuada com uma agulha de 0,25 mm x 25 mm, dirigindo-a para o PGM em direção cranial e lateral.

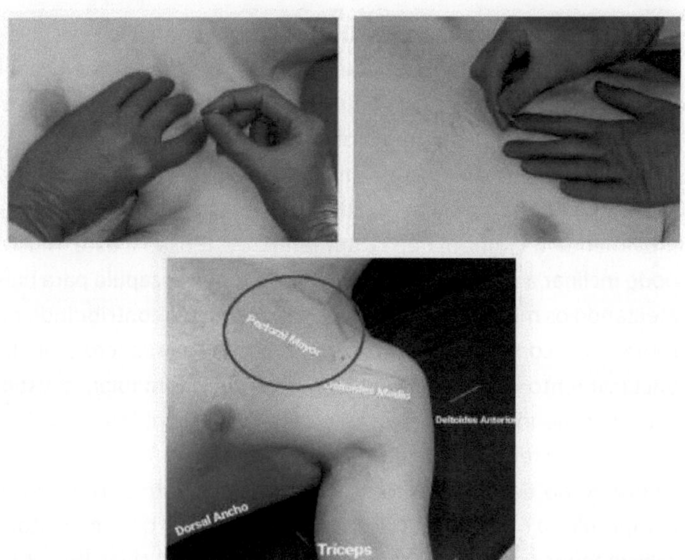

Figura 4. PS em PGM para o pectoralis majorale com palpação plana (53, 54).

- Perigos e precauções (57, 58):
  - Pneumotórax: A principal complicação a evitar é o pneumotórax. É fundamental estar atento à anatomia e à técnica para evitar a punção do pulmão.
  - Precauções em doentes com próteses mamárias: Devem ser tomadas precauções especiais em doentes com próteses mamárias, evitando a punção de áreas próximas se a localização do implante não puder ser claramente identificada.

5.1.5. Peitoral menor.

- Pontos de gatilho e dor referida: O peitoral menor é um músculo que pode gerar dor referida principalmente na face anterior do ombro. No entanto, também pode causar desconforto em toda a região peitoral homolateral e estender-se pela face interna do braço até aos dedos, especialmente os últimos. A dor com origem no músculo peitoral menor pode imitar a dor cardíaca, conhecida como pseudoangina pectoris. Devido a esta confusão potencial, é essencial excluir causas viscerais, como a angina de peito real ou outras patologias viscerais, antes de proceder a tratamentos que visem os pontos-gatilho miofasciais (MTrPs) na musculatura peitoral. O encurtamento do músculo peitoral menor, comum na presença de pontos de gatilho, pode alterar a posição e o movimento da omoplata. O aumento da tensão neste músculo pode inclinar a escápula para a frente e rodar a escápula para baixo, afectando os movimentos de elevação do braço e contribuindo para problemas como a síndrome de impactação subacromial. Este encurtamento pode também afetar o plexo braquial, causando sintomas neurológicos ou vasculares, especialmente durante a elevação sustentada do braço. Esta situação é conhecida como síndrome do desfiladeiro torácico, em que o peitoral menor pode comprimir o feixe neurovascular, causando dor e sintomas relacionados com o aprisionamento nervoso e vascular (59, 60).

- Os PGMs do peitoral menor podem ser activados por uma variedade de causas, incluindo (59, 60):
  - Encurtamento prolongado devido a uma má postura.
  - Traumatismo direto, utilização excessiva em actividades de empurrar ou utilização prolongada de muletas.
  - Compressão direta, como a causada pela alça de uma mochila.
  - Os músculos relacionados que podem ativar indiretamente os PGMs do peitoral menor incluem os escalenos, o peitoral maior, o trapézio inferior e o músculo cardíaco (relação viscerossomática).
- Técnica PS: O paciente deve ser posicionado em decúbito dorsal, com a mão homolateral sobre o abdómen para relaxar o peitoral maior e facilitar a palpação do peitoral menor. A técnica mais segura para a punção é o pinçamento do músculo, evitando o risco de lesão do pulmão ou das estruturas neurovasculares subjacentes (59, 60).

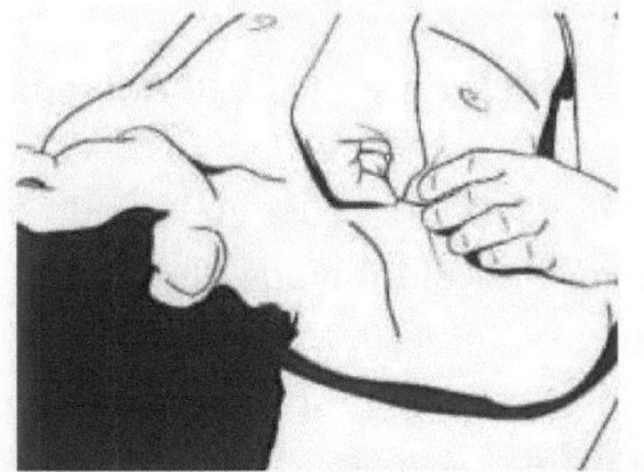 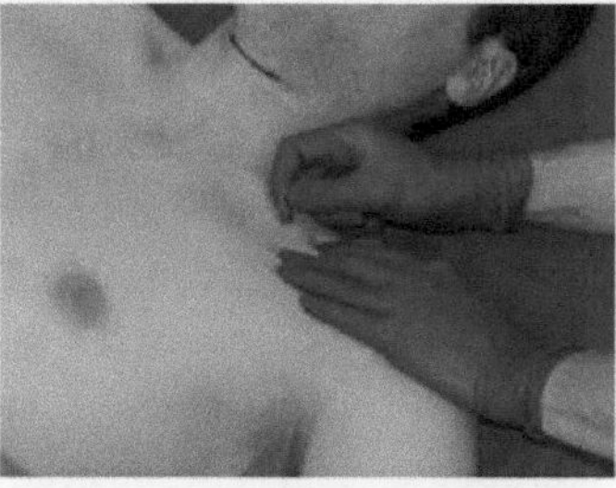

Figura 5. PS em PGM para o peitoral menor com palpação por fórceps (53, 54).

- Perigos e precauções: O maior risco do agulhamento seco do peitoral menor é o desenvolvimento de um pneumotórax se a agulha penetrar no pulmão. Existe também a possibilidade de lesão do plexo braquial ou dos vasos axilares, pelo que é fundamental efetuar a punção com cuidado e com hemostase adequada para evitar hemorragias. É essencial evitar a punção em doentes com próteses mamárias se a posição do implante não puder ser claramente demarcada (59, 60).

5.1.6. Subclávia.

- Pontos-gatilho e dor referida: O músculo subclávio é um pequeno músculo localizado sob a clavícula, que pode apresentar pontos-gatilho miofasciais (MTrPs) ao longo de todo o seu comprimento, embora a localização mais comum seja na parte lateral do terço medial da clavícula. A dor referida ao ponto-gatilho subclávio pode ser sentida abaixo da clavícula e na face anterior do braço, irradiando para a face radial do antebraço e da mão, e mesmo para a face anterior do ombro. Este músculo pode contribuir para a síndrome do desfiladeiro torácico, uma vez que o aumento da tensão ou o espessamento da subclávia pode reduzir o espaço costoclavicular, causando compressão neurovascular que afecta os vasos subclávios e o plexo braquial. Isto pode levar a sintomas neurológicos e vasculares no braço (59, 60, 61).
- Clínica (59, 60, 61):

- Dor local abaixo da clavícula.
- Dor com irradiação para a face anterior do braço, bordo radial do antebraço e mão.
- Possíveis sintomas neurológicos ou vasculares devido à compressão dos vasos subclávios e do plexo braquial.

- Músculos relacionados: Escalenos e peitorais (59, 60, 61).
- Técnica PS: O paciente é colocado em posição supina, enquanto o terapeuta está em posição craniana. A palpação profunda é efectuada por baixo da clavícula para localizar um ponto sensível, geralmente no terço médio do músculo. A punção deve ser feita com uma agulha de 0,25 mm x 25 mm, inserindo-a sob a clavícula em direção cranial até entrar em contacto com o osso. A agulha é então ligeiramente retirada e reorientada para passar através do espaço subclávio entre a clavícula e as costelas. Para aumentar este espaço e afastar o músculo do tórax, pode ser colocada uma cunha ou uma toalha dobrada por baixo do ombro, o que também reduz o risco de pneumotórax (59, 60, 61).

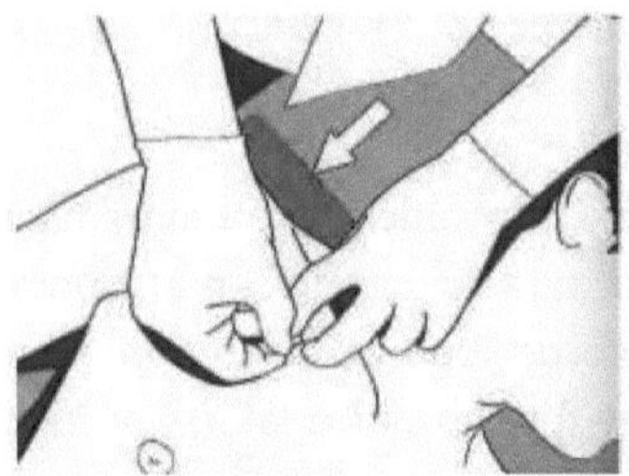

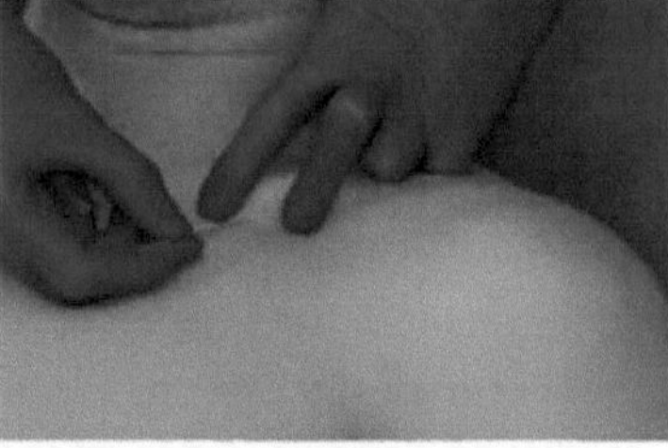

Figura 6. PS em PGM para subclávia (53, 54).

- Perigos e precauções: Devido à proximidade do plexo braquial, da artéria e da veia subclávia, é importante efetuar as primeiras inserções da agulha com precaução. O doente deve descrever se sente uma sensação eléctrica, que indicaria o contacto com o nervo, ou a dor caraterística de ter atingido o PGM. Após a punção, a área deve ser comprimida para evitar hemorragias, caso um vaso sanguíneo tenha sido tocado. É essencial seguir a linha da clavícula para minimizar o risco de pneumotórax e prestar especial atenção a possíveis efeitos vasculares, dada a proximidade de grandes vasos (59, 60, 61).

5.1.7. Longíssimo torácico.

- Pontos-gatilho e dor referida: O músculo longissimus torácico pode apresentar pontos-gatilho miofasciais (MTrPs) ao longo de todo o seu comprimento, desde as fibras lombares mais baixas até à parte mais alta do tórax, onde se sobrepõem às fibras do longissimus cervical e do longissimus da cabeça. Os sintomas de dor referida seguem geralmente uma linha paralela à coluna vertebral, descendo caudalmente a partir dos PGM, por vezes irradiando para as nádegas a níveis torácicos inferiores, e são uma causa frequente de dor lombar ou glútea (62, 63).
- Sintomas e limitações funcionais: A dor nos pontos de gatilho do músculo longissimus thoracis pode limitar os movimentos como a rotação do tronco (para o lado afetado pela dor e para o lado oposto pelo aperto), ou dificultar a inclinação para a frente. Também se manifesta em posturas que exigem um trabalho contínuo deste músculo, como segurar uma carga com os braços estendidos longe do corpo. Exemplos de actividades deste tipo são a limpeza do chão ou o trabalho manual numa mesa baixa, onde é necessária precisão e o peso não pode ser alinhado com o corpo. Uma postura incorrecta ou a utilização prolongada de posturas como sentar-se com as pernas cruzadas ou em posições sentadas baixas aumentam o stress sobre os extensores da coluna vertebral. Estas posturas podem ativar ou perpetuar os PGM, especialmente quando há retração dos músculos pelvitrocantéricos ou dos isquiotibiais. Além disso, actividades repetitivas ou súbitas com flexão do tronco, bem como traumatismos ou acidentes de viação, podem desencadear a ativação bilateral destes pontos de gatilho. Outras causas incluem assimetrias corporais, como a dismetria das pernas, ou hábitos como o de se sentar com a carteira no bolso de trás. Estes factores provocam desequilíbrios que sobrecarregam os músculos erectores da espinha, agravados pela obesidade ou gravidez, que geram uma maior carga anterior (62, 63).

- Clínica (62, 63):
    - Dor lombar com irradiação para as nádegas.
    - Dor no peito associada a desconforto postural.
    - Limitação dos movimentos do tronco.
- Músculos relacionados: Músculos paravertebrais torácicos e lombares. Pelvitrocanteriano, iliopsoas, isquiotibiais (62, 63).
- Técnica PS: Com o paciente em decúbito ventral, o fisioterapeuta posiciona-se no lado oposto ao lado a ser tratado. A palpação é efectuada lateralmente aos processos espinhosos, procurando a depressão entre estes e a massa muscular formada pelos músculos longissimus e iliocostalis. As primeiras fibras palpáveis são as do músculo espinhoso, embora as do longissimus thoracis sejam geralmente mais fáceis de identificar, pois formam um cordão espesso. Os PGM são localizados por palpação superficial transversal às fibras, procurando uma banda esticada com tensão aumentada. Uma vez identificado o PGM, a agulha é inserida medialmente ou medialmente e ligeiramente anterior. O tamanho da agulha varia consoante a conformação do doente e o nível da coluna vertebral. É habitualmente utilizada uma agulha de 0,25 mm x 25 mm, embora possa ser necessária uma agulha de 0,30 mm x 40 mm em doentes maiores. Nalguns casos, pode ser utilizada uma abordagem em decúbito lateral, adicionando flexão à coluna vertebral para facilitar a identificação de bandas apertadas e a observação de respostas locais ao espasmo (62, 63).

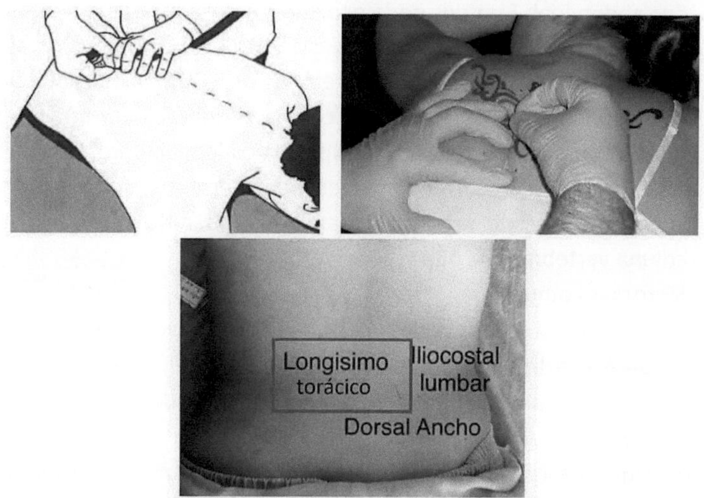

Figura 7. PS em PGM do músculo longissimus torácico (53, 54).

- Perigos e precauções: Evitados inserindo a agulha numa direção medial, de modo a não atingir o pulmão. Nos doentes com escoliose acentuada, é necessário ajustar as referências anatómicas devido à rotação da coluna vertebral e das costelas para evitar complicações (62, 63).

5.1.8. iliocostal torácica.

- Pontos gatilho: O músculo iliocostal, assim como o longissimus thoracis, é composto por múltiplos fascículos musculares, o que permite que pontos gatilho miofasciais (MTrPs) sejam encontrados em todo o músculo, desde a porção lombar até a parte superior do tórax. Os MTrPs deste músculo podem estar localizados no iliocostal lombar, torácico ou cervical (64, 65).
- Dor referida: A dor iliocostal referida pode manifestar-se como uma linha que irradia para cima, para baixo ou numa direção lateral e anterior. Nas regiões torácicas superior e média, a dor pode ser confundida com problemas viscerais, como doenças cardíacas ou pulmonares, enquanto na região torácica inferior pode simular uma

dor abdominal. Esta dor pode ocorrer em duas zonas simultâneas: uma na região dorsolateral das costas e outra na região anterolateral do tórax. A dor referida ao PGM iliocostal pode também limitar o movimento da coluna vertebral, quer através de dor à contração, quer através de aperto ao alongamento. Para além disso, a dor pode ocorrer com a respiração profunda (inspiração ou expiração), devido ao papel deste músculo na estabilização da coluna vertebral (64, 65).

- Sintomas comuns (64, 65):
  - Dor junto à coluna vertebral, com irradiação craniana, caudal ou para a parte anterior do tórax e do abdómen.
  - Limitação dos movimentos do tronco, nomeadamente de flexão ou rotação.
  - Dor postural ou dor relacionada com movimentos específicos.
  - Pode simular uma patologia visceral (cardíaca, pulmonar ou abdominal).
- Mecanismos de ativação: O iliocostal pode ser ativado por situações de sobrecarga dos músculos paravertebrais ou por posturas incorrectas. Factores como: Posturas mantidas ou incorrectas (sentado com as pernas cruzadas, em cadeiras demasiado baixas, etc.). Movimentos repetitivos ou bruscos do tronco, nomeadamente em flexão ou rotação. Traumatismos, como os acidentes de viação, que geram forças de aceleração e de desaceleração. Desequilíbrios na linha de gravidade (marcha com problemas nos membros inferiores, escoliose). Fraqueza da musculatura profunda da coluna vertebral, obesidade e gravidez (64, 65).
- Músculos relacionados: Músculos paravertebrais torácicos e lombares. Pelvitrocanteriano, iliopsoas e isquiotibiais. Serrátil anterior e oblíquo externo do abdómen (64, 65).
- Técnica de agulhamento seco: Com o paciente em decúbito ventral, o fisioterapeuta posiciona-se do lado oposto ao lado a tratar. O PGM é localizado por palpação na depressão lateral aos processos espinhosos, entre a massa muscular do longissimus e do iliocostalis,

diferenciando ambos pela textura do músculo. Uma vez localizado o PGM, punciona-se uma agulha de 0,25 mm x 25 mm na zona lateral à banda tensa, introduzindo-a em direção medial, tangencial ao tórax (figura 17-22). Nos casos em que as bandas tensas não são claramente palpáveis, pode utilizar-se a posição de decúbito lateral com flexão da coluna vertebral, o que facilita a identificação do músculo afetado (64, 65).

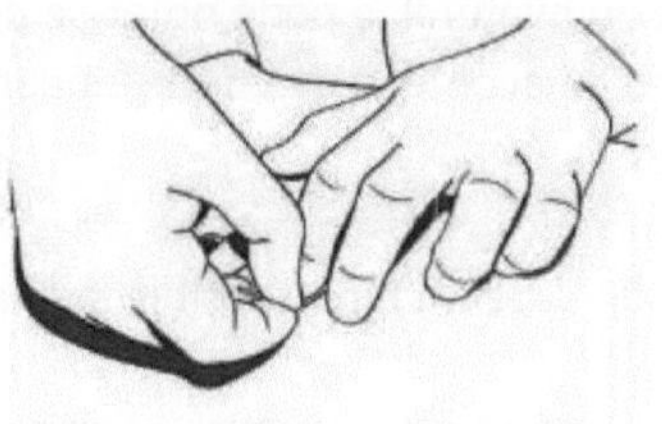

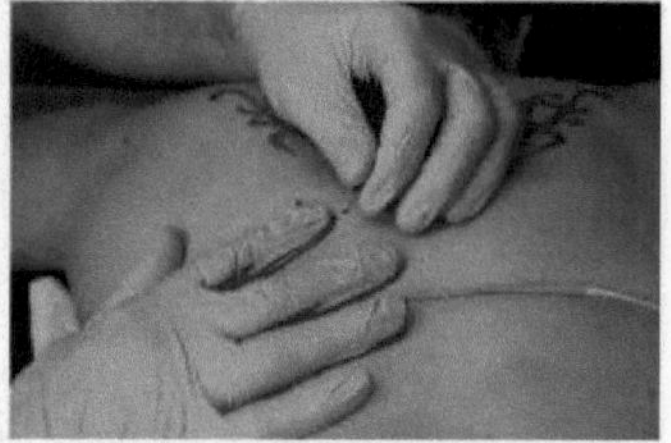

Figura 8. PA no PGM do iliocostal torácico (53, 54).

- Perigos e precauções: O maior risco durante a punção é a possibilidade de causar um pneumotórax se a agulha penetrar no pulmão. Isto pode ser evitado seguindo cuidadosamente as instruções da técnica de punção medial. Em doentes com escoliose, os pontos de referência anatómicos devem ser ajustados, uma vez que a rotação e a disposição das costelas e da coluna vertebral podem variar (64, 65).

5.1.9. Multifidus torácico.

- Os pontos de gatilho miofasciais (MTrPs) na musculatura paravertebral profunda, como os músculos espinhosos transversos, podem ser encontrados em qualquer segmento da coluna torácica. A dor referida a partir destes pontos é sentida em torno do processo espinhoso da vértebra afetada, sendo a dor central ou ligeiramente deslocada para o lado afetado. Em alguns casos, a dor pode irradiar para a parede torácica anterior, dando a sensação de atravessar o pulmão. Isto pode exigir um diagnóstico diferencial com outros músculos que podem produzir dor semelhante, como o iliocostalis thoracis e o serratus posterosuperioris (66, 67).

- Dor referida: A dor pode ser localizada na coluna vertebral e, em alguns casos, irradiar para a parte anterior do tórax, simulando uma dor visceral ou torácica profunda. A palpação profunda pode revelar sensibilidade nos músculos multífidos ou rotadores, que são componentes da musculatura espinhosa transversa. No segmento afetado, a dor pode ser unilateral ou bilateral, e pode notar-se dor à percussão no processo espinhoso adjacente, o que pode ajudar a identificar o músculo afetado (66, 67).
- Sintomas comuns (66, 67):
  - Dor segmentar localizada ou radiada, com hipersensibilidade na zona do PGM.
  - Possível atrofia muscular do multífido em condições crónicas, especialmente na coluna lombar e torácica.
  - Rigidez ou dificuldade em mover o segmento vertebral afetado.
  - Perturbações motoras e sensoriais, que podem ser amplificadas pela presença de PGMs e agravar as disfunções articulares.
- Os PGM nos músculos transversos da coluna vertebral podem ser activados por (66, 67):
  - Disfunções articulares: As alterações das cápsulas articulares, dos ligamentos ou dos discos vertebrais podem induzir a ativação destes pontos de gatilho, nomeadamente nos rotadores e nos multifídios.
  - Sobreutilização muscular: Posturas incorretamente mantidas ou movimentos repetitivos do tronco podem ativar os PGM desta musculatura profunda.
  - Radiculopatias: A irritação das raízes nervosas segmentares pode aumentar a sensibilidade e a ativação dos PGMs.
  - Sensibilidade segmentar: A dor persistente num segmento vertebral pode levar ao aparecimento de pontos de gatilho na musculatura profunda, que por sua vez amplificam a dor.
- Técnica de agulhamento seco: A punção dos PGM dos músculos espinhosos transversos é efectuada com o doente em posição de

decúbito ventral. Embora as bandas apertadas nem sempre sejam evidentes, é possível detetar alterações locais como o aumento da densidade do tecido subcutâneo, a dificuldade de mobilização da pele e a presença de nódulos palpáveis na zona afetada. Estes sinais são fundamentais para a localização dos PGM. Para o procedimento, uma vez localizado o PGM por palpação, o fisioterapeuta fixa o ponto com um dedo na banda tensa. É inserida uma agulha de 0,30 mm x 40 mm num dos lados do processo espinhoso (cerca de 1,5 cm), com uma orientação de 15° medial para evitar o pulmão e de 15° caudal para evitar o canal espinal. A profundidade de inserção deve ser cuidadosamente controlada. Em pessoas de constituição normal, se a lâmina vertebral não for atingida aos 35 mm, a agulha não deve ser aprofundada mais (66, 67).

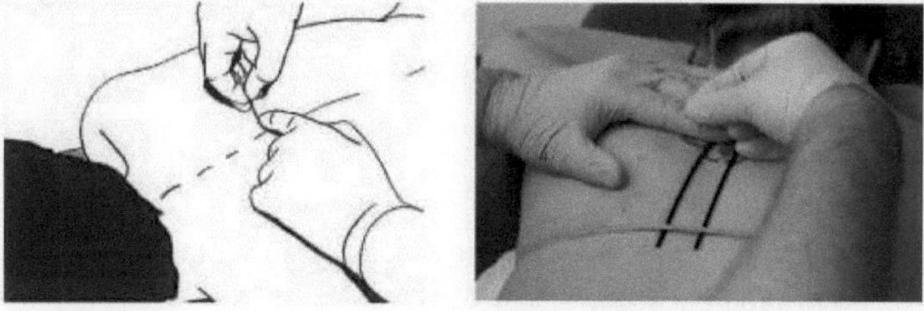

Figura 9. PS para PGM no multifídeo torácico (53, 54).

- Perigos e precauções: Existe o risco de pneumotórax se a agulha penetrar no pulmão. Para o evitar, é fundamental seguir a orientação medial e caudal da punção. Na região torácica, o risco de penetração no canal raquidiano é baixo, desde que a agulha esteja corretamente orientada. Em doentes com escoliose, os pontos de referência anatómicos devem ser ajustados, especialmente se existir uma rotação significativa da coluna vertebral. Deve ser mantida uma assepsia rigorosa, uma vez que a agulha pode entrar em contacto com a cápsula das articulações zigapofisárias durante o procedimento (66, 67).

5.2. PS para a região lombopélvica.

5.2.1. Longissimus lombar.

- Os pontos de gatilho miofasciais (MTrPs) no músculo longissimus lombar podem ser encontrados em diferentes níveis da coluna lombar, embora sejam mais comuns em torno da vértebra L1. Estes pontos referem frequentemente dor na direção da crista ilíaca posterior e da articulação sacro-ilíaca. Podem também irradiar para a área subglútea (perto da tuberosidade isquiática) e, em alguns casos, para a região lombar, tornando este músculo um contribuinte comum para a dor lombar. O padrão de dor pode surpreender o paciente, pois muitas vezes o PGM está localizado longe da área que gera a dor. Este padrão é responsável pela dor lombar aguda, que limita significativamente a mobilidade da coluna vertebral. Além disso, está associado a outros músculos próximos, como o glúteo, o piriforme e os isquiotibiais, que também podem desenvolver PGMs devido à proximidade das áreas de dor referida (68).

- Sintomas comuns (68):
  - Dificuldade em levantar-se de uma posição sentada ou reclinada e em subir escadas.
  - Mobilidade reduzida da coluna vertebral, especialmente quando se tenta fletir o tronco para a frente.
  - Dor lombar aguda que pode envolver dor irradiada para a zona sacro-ilíaca e subglútea.
  - Envolvimento bilateral, que pode limitar significativamente os movimentos da coluna vertebral.
- Os PGMs do longissimus lombar podem ser activados por várias razões (68):
  - Sobrecarga abrupta: movimentos rápidos ou descontrolados da coluna lombar, como os que ocorrem em acidentes de viação ou movimentos combinados de flexão e rotação.

- Sobrecarga crónica: Movimentos repetidos ou sustentados que sobrecarregam o músculo, tais como uma posição sentada prolongada numa má postura.
- Assimetrias axiais ou pélvicas: diferenças no comprimento da perna, disfunção do apoio plantar ou escoliose podem predispor e perpetuar os PGM neste músculo.
- Disfunções articulares na região toracolombar: As alterações das articulações vertebrais podem ser uma causa indireta da ativação dos PGM.

- Técnica de agulhamento a seco: Com o doente em decúbito ventral ou lateral, palpa-se um sulco que contém os tendões de inserção do músculo longissimus lombar, lateralmente aos processos espinhosos. Como o músculo longissimus lombar está coberto pelo iliocostal lombar, pelo latissimus dorsi e pela fáscia toracolombar, a palpação direta é difícil. Nos níveis lombares superiores, onde o iliocostal é mais lateral, é possível identificar melhor a localização do longissimus. Para o procedimento, com o paciente em decúbito lateral do lado sadio, localiza-se a borda lateral do iliocostal lombar. É feita uma punção transversal em direção lateromedial para o longissimus lombar e o seu PGM. Utiliza-se uma agulha de 0,30 mm x 50 mm. A punção também pode ser efectuada com o doente em posição prona (68).

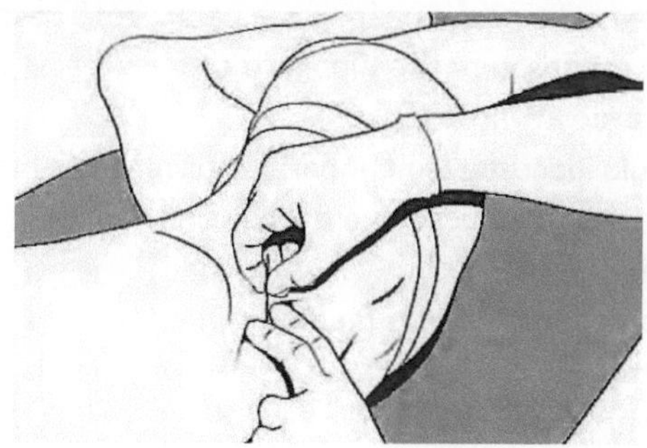

Figura 10. PS em PGM do longissimus lombar (53).

- Perigos e precauções: À frente do músculo longissimus lombar encontra-se o quadrado lombar e, dependendo do nível tratado, o rim pode ser encontrado. Para evitar complicações, evitar dirigir a agulha para a parte anterior do corpo (68).

5.2.2. iliocostal lombar.

- Dor referida: Os pontos de gatilho miofasciais (MTrPs) no músculo iliocostal lombar podem estar localizados em qualquer nível segmentar, geralmente dentro da área dolorosa do paciente. Esta dor irradia caudalmente, em direção à nádega (perto do músculo piriforme e do glúteo máximo), e pode abranger a articulação sacroilíaca. Em alguns casos, a dor irradia cranialmente ou em direção ao rebordo costal inferior e pode mesmo afetar o hipogástrio ou a região inguinal do mesmo lado. Quando a dor afecta o hipogástrio, pode ser percebida como uma dor visceral profunda, o que pode levar o doente a interpretar o desconforto como um problema abdominal (68, 69).
- Sintomas comuns (68, 69):
  - Dor ao levantar-se, subir escadas ou inclinar-se para a frente, quer esteja sentado ou de pé.
  - Dor ao respirar profundamente ou ao tossir, devido ao envolvimento iliocostal na estabilização torácica.
  - Dor que irradia para as nádegas e para a zona sacro-ilíaca, com possível expansão para o hipogástrio.
- Mecanismos de ativação (68, 69):
  - O músculo iliocostal lombar partilha os mesmos mecanismos de ativação e perpetuação que o longissimus lombar. Esses fatores incluem:
  - Sobrecarga muscular nos membros inferiores.
  - Assimetria pélvica ou axial: Desnivelamento da pélvis ou da coluna vertebral.
  - Alterações biomecânicas no apoio plantar, afectando a postura e a marcha.

- Movimentos rápidos ou descontrolados que envolvam a flexão e a rotação da coluna lombar, como nos casos de chicotadas ou acidentes de viação.
- Exposição ao frio ou fadiga muscular.
- Na experiência dos autores, os PGMs neste músculo também podem ser activados por infecções de herpes zoster.

- Técnica de agulhamento a seco: O doente é posicionado em decúbito lateral sobre o lado saudável ou em posição prona. O PGM e a borda lateral do músculo iliocostal lombar são localizados e claramente palpados, movendo-se os tecidos de medial para lateral, logo atrás do músculo quadrado lombar. A punção é efectuada com uma agulha de 0,30 mm x 50 mm, semelhante à técnica utilizada para o músculo longissimus lombar (68, 69).

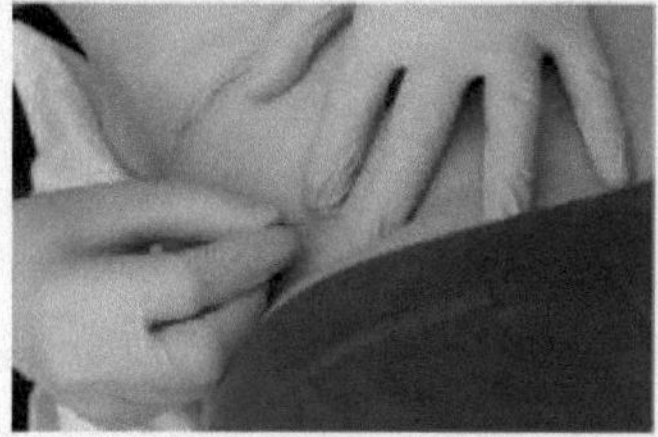

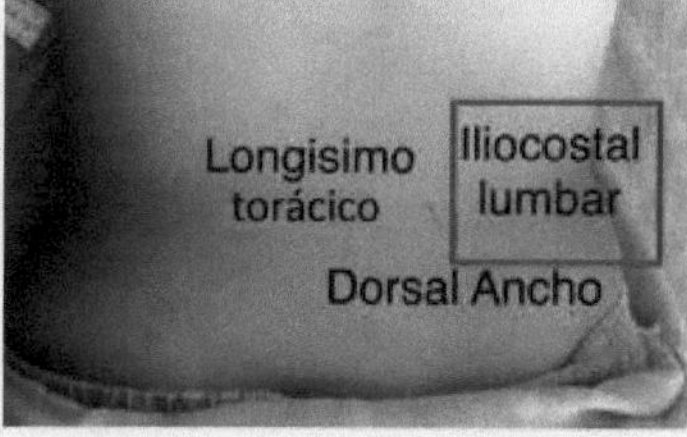

Figura 11. PS em PGM do iliocostal lombar (53).

- Perigos e precauções: Os riscos e precauções para a punção no músculo iliocostal lombar são os mesmos que para a porção lombar do longissimus lumborum lombar, que incluem a proximidade de estruturas sensíveis como os rins, sendo necessário evitar a direção anterior da agulha (68, 69).

5.2.3. Coluna transversal lombar.

- Os pontos-gatilho miofasciais (PTM) nos músculos transversos lombares da coluna vertebral (principalmente o multífido) são difíceis de identificar devido à ausência de bandas apertadas. A dor referida destes MTrPs é geralmente profunda e localizada em torno do próprio ponto, com irradiação ocasional para o abdómen e áreas como a zona glútea e os aspectos anterior e posterolateral da coxa em casos de envolvimento lombar inferior. Pode simular uma síndrome facetária lombar ou sacro-ilíaca, e até mesmo uma dor visceral, especialmente no abdómen (68, 69, 70).

- Sintomas comuns (68, 69, 70):
  - Dor profunda e contínua, que os doentes descrevem como sendo de origem óssea.
  - Dor em torno dos processos espinhosos, muitas vezes acompanhada de hiperalgesia cutânea na pele sobrejacente.
  - Dor ao tossir ou ao fazer esforço.
  - Sensação de bloqueio ou restrição da mobilidade lombar segmentar.
  - Nos PGMs lombares inferiores, a dor referida pode incluir a coxa e as nádegas.
- Os PGMs em multifídios podem ser activados por vários factores (68, 69, 70):
  - Estilos de vida sedentários e períodos prolongados de permanência na posição sentada, tais como longos períodos de permanência na posição sentada, voos ou trabalho administrativo.
  - Movimentos bruscos, como acelerações e desacelerações em acidentes, que esticam o músculo multifido rígido.
  - Assimetrias axiais, que contribuem tanto para a ativação como para a perpetuação dos PGM neste grupo muscular.
  - Fraqueza muscular do músculo paravertebral profundo ou transverso do abdómen, cuja contração está intimamente relacionada com o multífido. A atrofia ou infiltração gordurosa do multífido, comum nos casos de lombalgia crónica, está também associada à presença de PGM.
- Clínica (68, 69, 70):
  - Dor à volta do processo espinhoso, por vezes com irradiação para o abdómen.
  - Cóccix hipersensível e dor persistente.
  - Dor óssea profunda e incapacitante, que pode piorar com o movimento ou o esforço.

- Os PGMs lombares inferiores podem causar dor referida à coxa e às nádegas.

- Técnica de agulhamento a seco:
  - Posição do doente: O doente é colocado em posição de decúbito ventral.
  - Localização: O PGM é localizado através da palpação junto aos processos espinhosos. A punção é efectuada com uma agulha de 0,30 mm x 50 mm (ou 0,30 mm x 60 mm, se necessário, devido à constituição do doente).
  - Inserção da agulha: A agulha é inserida posteroanteriormente com uma inclinação caudal de 10°-15°, evitando uma penetração superior a 4,5 cm em pessoas de constituição normal para evitar tocar na dura-máter.

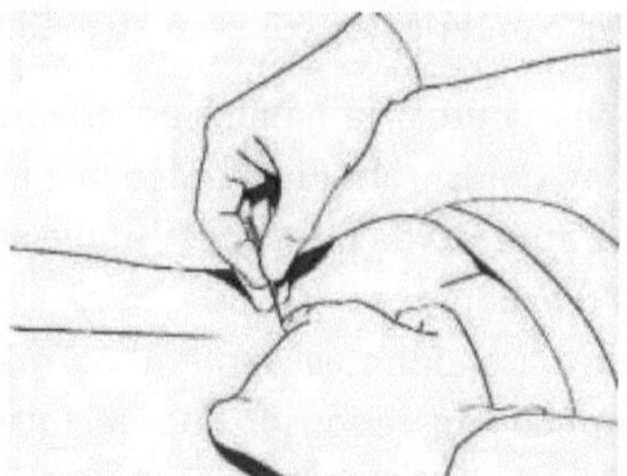

Figura 12. PS em PGM do músculo transversoespinhoso lombar (53).

- Perigos e precauções: Existe o risco de contacto com a dura-máter ou de penetração no canal espinal. Este risco é evitado através de uma técnica correta. É necessário ter cuidado ao inserir a agulha para evitar tocar nas articulações zigapofisárias lombares, pelo que são recomendadas medidas asépticas extremas. A punção está contra-indicada em casos de espondilolistese ou espondilólise, uma vez que o relaxamento muscular profundo nestes doentes pode aumentar a instabilidade vertebral (68, 69, 70).

5.2.4. Quadrado lombar.

- Dor referida: O músculo quadrado lombar tem pontos de gatilho miofasciais (MTrPs) em quatro áreas principais, que projectam padrões de dor caraterísticos de acordo com a sua localização (69, 70, 71):
  - Zona 1 (lateral e cranial): Dor referida na região imediatamente abaixo da crista ilíaca, podendo estender-se ao quadrante inferior do abdómen, à virilha e à articulação sacro-ilíaca (SIJ).
  - Zona 2 (Lateral e caudal): A dor é referida ao trocânter maior e à parte superior lateral da coxa.
  - Zona 3 (medial e craniana): Dor na direção da zona ISA e, se bilateral, também na direção da região sacral superior.
  - Zona 4 (medial e caudal): a dor projecta-se para a parte inferior da nádega. Ocasionalmente, pode gerar uma dor súbita que desce pela parte anterior da coxa até ao joelho.

  Além disso, alguns pontos de gatilho no quadrado lombar estão relacionados com dores referidas na zona genital (testículos e escroto) devido à ativação de pontos de gatilho satélite no músculo oblíquo externo do abdómen.
- Sintomas comuns: Os doentes sentem normalmente uma dor profunda e contínua em repouso, que se torna muito aguda e intensa com o movimento, a tosse ou os espirros. A dor pode limitar a flexão do tronco e dificultar a rotação e a flexão contralaterais (69, 70, 71).
- Outros sintomas incluem: Necessidade de usar os braços para se levantar de uma cadeira, dificuldade em subir escadas, dor incapacitante que pode restringir os movimentos, fazendo com que o doente se possa mover apenas de quatro. Posição antálgica pronunciada, que o doente pode não notar. A dor referida pode irradiar para a região glútea, trocânter maior, e está frequentemente associada a pontos de gatilho no glúteo mínimo, resultando por vezes em pseudociática (69, 70, 71).
- Mecanismos de ativação (69, 70, 71):

- Os movimentos rápidos ou repetitivos, como levantar de uma posição inclinada ou curvada, podem ativar os PGM do quadrado lombar.
- Os acidentes de viação e os movimentos laterais bruscos são também factores desencadeantes comuns.
- As discrepâncias no comprimento dos membros inferiores predispõem à ativação e perpetuação destes pontos de gatilho.

- Músculos relacionados: O quadrado lombar trabalha em conjunto com músculos como o glúteo médio, o glúteo mínimo, o iliopsoas, o iliocostal torácico e lombar, o oblíquo externo e o latissimus dorsi (69, 70, 71).
- Técnica de agulhamento a seco (69, 70, 71):
  - Posição: O doente é colocado em decúbito lateral.
  - O espaço entre a crista ilíaca e a décima segunda costela é identificado. A parte superior da perna pode ser deixada atrás da parte inferior para facilitar o acesso.
  - A agulha é inserida perpendicularmente às fibras musculares, com o comprimento da agulha a variar consoante o tamanho do doente (por exemplo, 0,30 mm x 50 mm para pessoas normais).

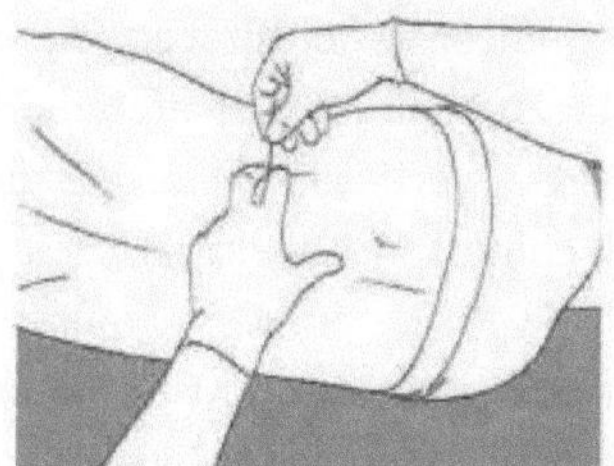 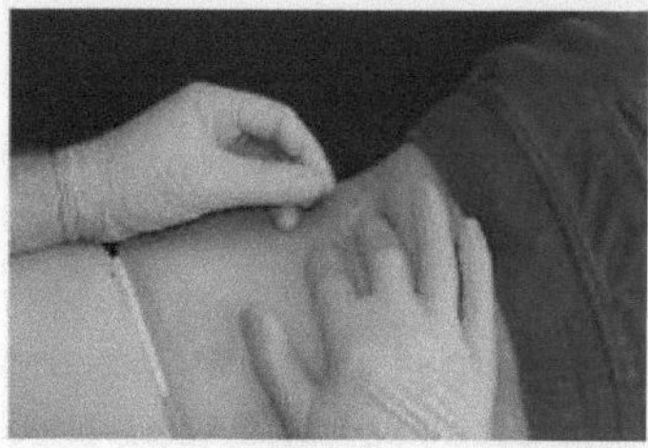

Figura 13. PS em PGM do quadrado lombar (53, 54).

- Precauções e riscos: É importante evitar perfurar o rim, especialmente em pessoas magras, assegurando que a agulha permanece no plano seguro das costas (69, 70, 71).
- Outros riscos incluem: Punção do pulmão por inserção incorrecta da agulha na zona superior e irritação dos nervos iliohipogástrico e

ilioinguinal, que pode provocar sensações dolorosas nas zonas inervadas (região glútea, coxa, escroto, pénis, etc.) (69, 70, 71).

5.2.5. Iliopsoas.

- Os PGMs podem ser localizados tanto no psoas maior como no ilíaco, especialmente na área tendinosa na região inguinal. Nesta última localização, o psoas major é principalmente tendinoso, pelo que os PGM nesta área são mais atribuídos ao músculo ilíaco (72, 73).
- A dor referida no iliopsoas geralmente projecta-se verticalmente ao longo da região paravertebral lombar, estendendo-se à articulação sacroilíaca (SIJ) e à nádega proximal e medial. Pode também incluir a região inguinal e o aspeto ântero-superior da coxa, sendo este último padrão mais caraterístico dos PGMs inguinais. Foi observado que a dor no iliopsoas pode irradiar para o joelho, genitais (escroto ou lábios) ou mesmo para a região interescapular. Ocasionalmente, os PGMs do psoas menor podem causar dor abdominal homolateral, semelhante à apendicite quando ocorre no lado direito (72, 73).
- Sintomas e comportamento da dor: Quando o envolvimento é unilateral, os doentes costumam indicar a localização da dor movendo a mão verticalmente sobre a zona lombar afetada. No caso de envolvimento bilateral, essa verticalidade é perdida, mostrando a dor transversalmente, como se fosse dor referida do quadrado lombar. Não é raro que os PGMs de ambos os músculos sejam activados concomitantemente. Os doentes estão geralmente pior quando estão de pé e encontram alívio quando estão deitados de lado ou sentados com os joelhos e as ancas fletidos. Sentem frequentemente dor na parte ântero-superior da coxa, especialmente durante a contração para a flexão da anca. Muitos referem dificuldade em sentar-se da posição supina ou de uma cadeira baixa, acompanhada de uma sensação de rigidez na extensão da anca. Para além disso, os PGM do iliopsoas podem causar fraqueza muscular e dor na extensão do tronco (72, 73).

- Avaliação clínica em doentes com síndromes acetabulares, lesões labrais ou próteses da anca, é aconselhável avaliar a presença de MMPs no iliopsoas (72, 73).
- Sintomas clínicos (72, 73):
  - Dor lombar vertical em envolvimento unilateral ou transversal em bilateralidade.
  - Dor ao levantar-se da posição supina.
  - Alívio em decúbito lateral.
  - Dor na face ântero-superior da coxa.
- Mecanismos de ativação dos PGM: Os PGM do iliopsoas podem ser activados diretamente por quedas ou pela permanência numa posição encurvada durante períodos prolongados (por exemplo, sentado numa cadeira baixa, a conduzir ou a dormir em posição fetal). Também podem ser perpetuadas por abdominais incorrectos, hiperextensão forçada do tronco e esforço, especialmente ao subir inclinações. No entanto, os mecanismos indirectos parecem ser mais comuns. Estes incluem a ativação dos PGM noutros músculos como o iliocostal, quadrado lombar, isquiotibiais, reto femoral, entre outros. Podem ainda estar relacionados com dismetrias axiais, patologias degenerativas da anca e disfunções articulares na região lombossacra (72, 73).
- Os músculos relacionados com os PGMs do iliopsoas incluem: Quadratus lumborum, longissimus thoracis, iliocostalis thoracis e lumbaris, gluteus maximus e medius, tensor fascia latae, pectineus, vastus intermedius, adutores (72, 73).
- PS (72, 73):
  - Para localizar os PGM do psoas maior: O doente é colocado na posição supina com a anca em flexão ativa de 90 graus e o abdómen relaxado. Os dedos são colocados aproximadamente a meio de uma linha imaginária entre a espinha ilíaca antero-superior (EIAS) e o umbigo, aplicando uma pressão suave posterior e medialmente. Aprofundar lentamente até se sentir o músculo (uma massa cilíndrica, ligeiramente oblíqua para baixo e para fora). A palpação pode ser verificada pedindo ao

doente que relaxe o músculo de forma intermitente. Quando a zona mais sensível é localizada, o seu nível em relação à crista ilíaca é anotado para referência futura no tratamento invasivo.

- Abordagem para a punção: O doente é colocado em decúbito lateral no lado saudável, com ambas as ancas fletidas a 90 graus. Se os PGMs estiverem em L4, a abordagem é efectuada 4-4,5 cm lateralmente ao processo espinhoso de L4. A punção é efectuada com uma agulha de 0,30 mm x 75 mm, na direção póstero-anterior com uma inclinação medial de cerca de 45 graus. Para PGMs mais caudais, aproximadamente em L5, é utilizada uma agulha de 75 mm de comprimento, exceto em doentes magros, em que são recomendadas agulhas de 60 mm.
- Localização dos PGM no ilíaco: Os PGM do ilíaco podem ser localizados a qualquer altura do músculo, sendo acessíveis à palpação abaixo do rebordo da crista ilíaca. O fisioterapeuta palpa o PGM na face interna do ilíaco com o doente em posição supina, com a anca e o joelho fletidos. A agulha de 0,25 mm x 40 mm é inserida perto da crista ilíaca, obliquamente, posterior e lateralmente.
- PGMs na região inguinal: Para palpar e tratar os PGMs na região inguinal, o paciente é colocado em posição supina. O músculo sartório, que forma o bordo lateral do triângulo femoral, é localizado. Medialmente ao sartório encontra-se o iliopsoas. Os PGM desta zona podem ser superficiais e palpáveis, embora normalmente sejam mais profundos, necessitando de uma agulha longa (0,30 mm x 50 mm) para punção no sentido antero-posterior, evitando o sentido medial para não lesar o nervo femoral.

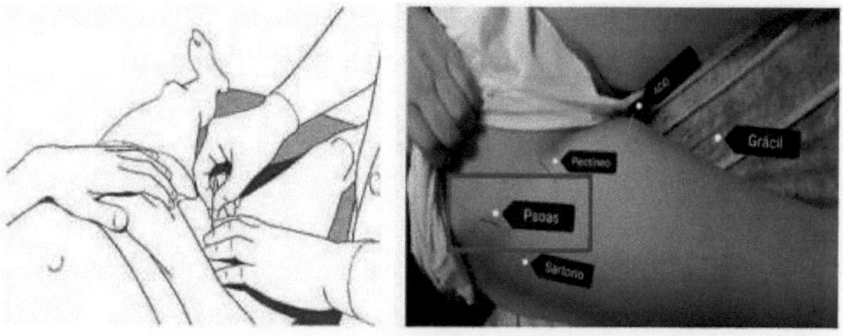

Figura 14. PS em PGM para iliopsoas (53).

- Riscos e precauções: A punção em todas as localizações do PGM iliopsoas acarreta riscos. É importante seguir as precauções para evitar complicações (72, 73):
  - Psoas major: Existe o risco de danificar o rim se a agulha for inserida demasiado lateralmente. A punção deve ser efectuada em condições de máxima assepsia, especialmente em doentes com coagulopatias ou sob tratamento com anticoagulantes.
  - Ilíaco: Deve ter-se cuidado com os nervos cutâneos femorais laterais e com os ramos dos nervos ilio-hipogástrico e ilio-inguinal, e deve ter-se o cuidado de evitar entrar na cavidade abdominal.
  - Inguinal: É crucial tomar medidas para evitar danificar o feixe neurovascular, especialmente o nervo femoral, que é medial ao músculo nesta área.

5.2.6. Glúteo máximo.

- O músculo glúteo máximo é dividido em quatro áreas onde os PGMs podem ser localizados (74, 75, 76):
  - Zona 1:
    - Localização: Junto ao bordo lateral/superior do glúteo máximo.
    - Dor referida: Dor no próprio músculo e em áreas próximas da nádega.

- Nota: Esta área pode sobrepor-se aos músculos glúteo médio e glúteo mínimo, dificultando a identificação do músculo que causa a hiperalgesia.

- Zona 2:
  - Localização: Imediatamente adjacente à zona 1, sobrepondo-se ao músculo piriforme.
  - Dor referida: Dor ao longo do aspeto medial do glúteo máximo, SIJ homolateral, prega subglútea e coxa proximal.
- Zona 3:
  - Localização: Na prega subglútea, perto da tuberosidade isquiática.
  - Dor referida: Dor que se estende a toda a nádega, à parte inferior do sacro e abaixo da crista ilíaca. A pressão neste ponto pode ser muito dolorosa.
- Zona 4:
  - Localização: Na prega interglútea.
  - Dor referida: dor local que irradia para o cóccix, podendo causar coccigodinia.

- Os PGMs no glúteo máximo podem ser activados por (74, 75, 76):
  - Sobrecarga excêntrica aguda (quedas ou movimentos bruscos).
  - Acertos diretos.
  - Caminhada prolongada em subida.
  - Injecções intramusculares.
  - Além disso, factores como nadar em crawl, transportar no bolso de trás, ter o pé de Morton ou posturas de pé com cifose podem perpetuar os PGM.
- Os doentes com PGM do glúteo máximo podem apresentar sintomas como: dor e desconforto persistentes quando estão sentados, limitação da flexão da anca, fraqueza, dor que aumenta com a subida de colinas, especialmente com a flexão anterior ou com o nado crawl (74, 75, 76).

- Punção seca (SP): Posicionar o doente em decúbito lateral sobre o lado saudável (74, 75, 76):
  - Zona 1, 3 e 4: Perna por detrás da perna.
  - Zona 2: Anca da perna de cima à frente da perna de baixo com uma flexão de cerca de 80°.
  - Técnicas de punção:
    - Zona 1: Agulha de 0,30 mm x 75 mm recomendada.
    - Zona 2: Procura-se a sobreposição com o piriforme para uma punção simultânea.
    - Zona 3: Utilização de uma agulha de 0,30 mm x 50 mm, evitando o nervo ciático.
    - Zona 4: Palpação com pinça, dirigindo a agulha para o dedo do lado oposto.

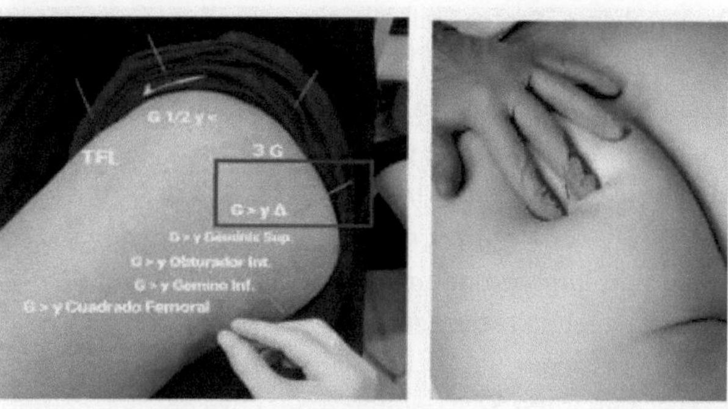

Figura 15. PS em PGM do glúteo máximo.

- Perigos e precauções: Punção acidental do nervo ciático. As indicações e precauções acima referidas devem ser respeitadas para evitar complicações (74, 75, 76).

5.2.7. Glúteo médio.

- Os PGMs do glúteo médio podem ser encontrados em diferentes áreas do músculo (74, 75, 76):
  - Zona central: Pode haver PGMs em qualquer parte do músculo, principalmente na zona central das fibras.

- Fibras posteriores: A dor estende-se ao longo da crista ilíaca, da região lombar, de metade do sacro homolateral, da AIS e de quase toda a nádega.
- Fibras mediais: referem-se à parte medial da nádega e à parte posterior-lateral da coxa, incluindo o trocânter maior do fémur.
- Fibras anteriores: Podem estender-se ao longo da crista ilíaca, da região lombar inferior e bilateralmente sobre o sacro.
- Além disso, observou-se que os PGM do glúteo médio podem simular a dor ciática e que estão relacionados com os PGM do glúteo mínimo, uma vez que ambos partilham mecanismos de ativação e perpetuação.

- Os PGMs no glúteo médio podem ser activados por uma variedade de razões (74, 75, 76):
  - Traumatismo direto: Inclui lesões provocadas por desportos ou quedas.
  - Sobreutilização crónica: marcha antálgica, dismetria dos membros inferiores, pé pronado, mudanças bruscas de direção ou corrida em terrenos irregulares.
  - Interação com outros músculos: Por exemplo, os PGMs do quadrado lombar podem ativar PGMs no glúteo médio devido ao seu papel na estabilização lateral da pélvis.
- Os pacientes com PGM no glúteo médio podem apresentar sintomas como: dor ao caminhar e em posições que comprimem o músculo, dificuldade para dormir em decúbito lateral do lado afetado ou em decúbito dorsal se os PGM estiverem nas fibras mais posteriores. A dor referida pode ser confundida com disfunções do AIS, afectando também o glúteo mínimo em muitos casos (74, 75, 76).
- Agulhamento em seco: posicionar o doente em decúbito lateral sobre o lado saudável, com a perna inferior em flexão da anca e a perna superior atrás, em ligeira adução. Se a posição for desconfortável ou provocar dor, pode ser colocado um suporte por baixo do joelho para limitar o alongamento do músculo. O vértice superior do trocânter maior, a crista ilíaca e o bordo anterior do

glúteo máximo são utilizados como referências para a técnica de punção. A palpação transversal é efectuada na parte média das fibras. Relativamente às agulhas para as zonas posterior (parcialmente coberta pelo glúteo máximo) e medial do glúteo médio, recomenda-se uma agulha de 0,30 mm x 75 mm. Para a parte anterior, sugere-se uma agulha de 0,30 mm x 60 mm (74, 75, 76).

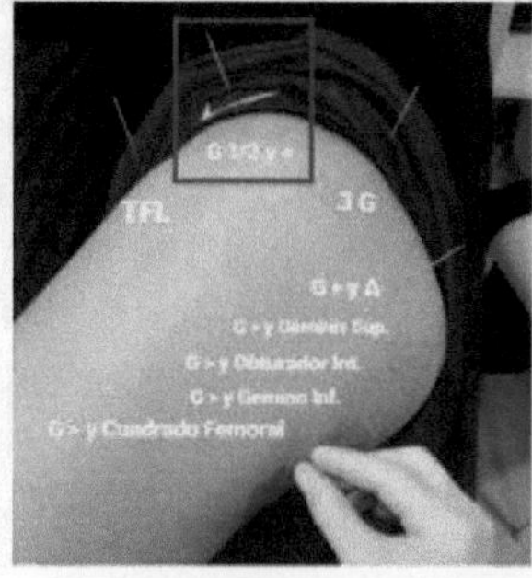

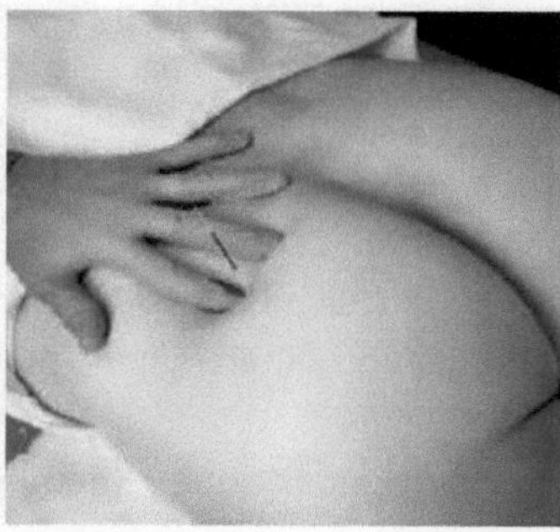

Figura 16. PS em PGM do glúteo médio (54).

- Perigos e precauções: Os ramos do feixe neurovascular glúteo superior passam entre o glúteo médio e o glúteo mínimo, o que aumenta o risco de complicações durante a punção. Seguir rigorosamente as diretrizes para a punção em zonas próximas de nervos, tal como descrito no capítulo correspondente (74, 75, 76).

5.2.8. Glúteo mínimo.

- Os PGMs do glúteo mínimo estão localizados profundamente na região glútea e sua dor referida pode ser sentida na nádega e em grande parte do membro inferior. Os padrões de dor são divididos de acordo com as porções anterior e posterior do músculo (74, 75, 76):
  - Fibras anteriores: dor referida inferolateral à nádega, à parte externa da coxa, ao joelho e à região peroneal da perna, até ao tornozelo. Raramente, pode atingir o dorso do pé.

- Fibras posteriores: dor referida na região inferomédia da nádega, na face posterior da coxa, na barriga da perna e, por vezes, na parte posterior do joelho.

- Os PGMs do glúteo mínimo podem causar sintomas como (74, 75, 76):
  - Síndromes pseudoradiculares:
    - Fibras anteriores: Simular a radiculopatia L5.
    - Fibras posteriores: Podem imitar a radiculopatia de S1.
  - Sintomas adicionais:
    - Dor intensa e persistente, que pode ser constante e aguda.
    - Dificuldade em andar, coxeamento e dor que interfere com o sono (especialmente em decúbito lateral ou sentado).
    - Dificuldades em levantar-se depois de se sentar.
- Os PGMs do glúteo mínimo podem ser activados por vários factores (74, 75, 76):
  - Sobrecarga: súbita (quedas), repetitiva (andar em terrenos irregulares, marcha antálgica, actividades desportivas), crónica (dismetria dos membros inferiores).
  - Outras causas: Disfunções da AIS, injecções intramusculares, irritação radicular, imobilidade prolongada (conduzir ou estar de pé), inclinação pélvica por estar sentado numa superfície dura, interação com outros músculos, como o quadrado lombar e outros músculos relacionados.
- Agulhamento seco (74, 75, 76):
  - Técnica de punção: A técnica é semelhante à do glúteo médio. É necessária uma boa localização dos PGMs para efetuar a punção corretamente.
  - Precauções: A punção do glúteo mínimo está contra-indicada em casos de perturbações da coagulação. Pode ocorrer uma sensação transitória de fraqueza e peso no membro afetado após a punção, o que pode causar claudicação durante várias horas.

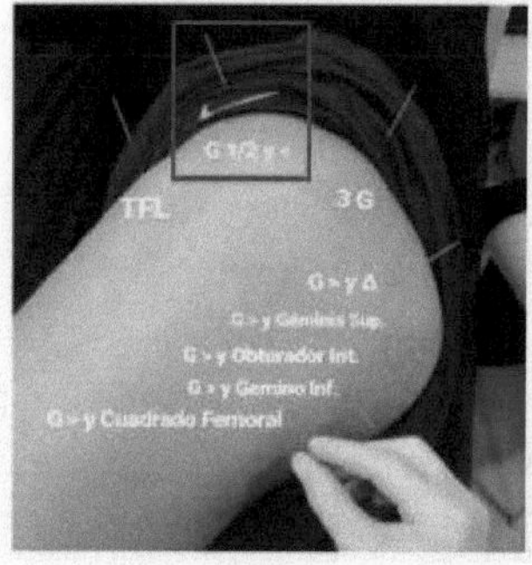

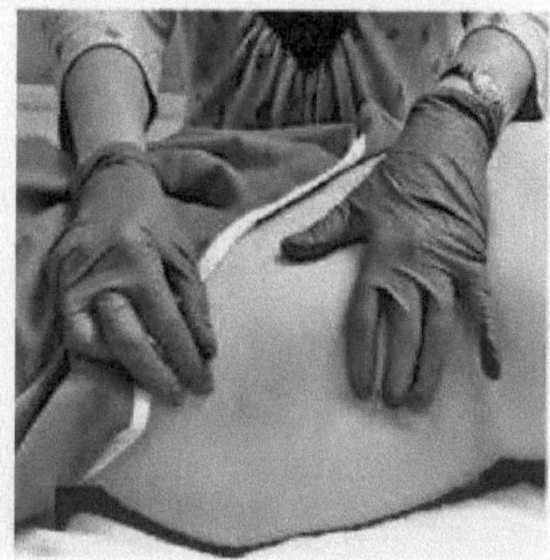

Figura 17. PS em PGM do glúteo mínimo (54).

- Perigos e precauções: Os mesmos que os descritos para o glúteo médio, com a adição de que, devido à profundidade do músculo, é necessário um cuidado extra. Pode ocorrer inibição muscular transitória após a punção, manifestando-se como fraqueza ou sensação de peso, o que é importante comunicar ao doente antes do procedimento (74, 75, 76).

5.2.9. Tensor da fáscia lata (TFL).

- Os PGM do TFL causam dor referida na articulação da anca e no aspeto anterolateral da coxa, que pode estender-se ao joelho. Existem variações no padrão de dor referida que podem ser observadas (77).
- Padrão de dor referida: dor no trocânter maior, que pode ser confundida com bursite trocantérica. Alguns doentes referem dor referida na zona lombar e sacral, relacionada com a tensão da banda iliotibial, especialmente em corredores (77).
- Sintomas: A dor acentua-se durante o movimento da anca, especialmente ao caminhar rapidamente. Aumenta com a posição sentada prolongada (especialmente na posição de 90° de flexão da anca). Dificuldade em dormir, os doentes dormem frequentemente em decúbito dorsal e têm dificuldade em virar-se lateralmente para o lado afetado devido à pressão sobre o músculo e o trocânter

maior. Pode ser necessário colocar uma almofada entre as pernas para aliviar a dor (77).

- Diagnóstico diferencial: O diagnóstico deve considerar outros PGMs, como os das fibras anteriores do glúteo médio e glúteo mínimo, vasto lateral, piriforme e quadrado lombar (77).
    - Neuropatias: As neuropatias também devem ser tidas em conta, a neuropatia de L4 e a meralgia parestésica podem causar dor em áreas semelhantes.
    - Síndrome de fricção da banda iliotibial: Dor difusa no côndilo lateral do fémur devido à fricção do trato iliotibial, especialmente relevante em corredores com pés pronados.
    - Sacroiliíte: A dor pode ser referida à região lombar e à parte lateral da coxa, chegando por vezes ao joelho.
- Os PGMs do TFL podem ser activados por uma variedade de factores (77):
    - Sobrecarga aguda: de actividades como pontapear uma bola, correr numa subida ou quedas.
    - Sobreutilização crónica: Actividades como correr ou caminhar com os pés hiperpronados ou em superfícies inclinadas.
    - Manter-se numa posição parada: Sentado ou reclinado com as ancas muito fletidas.
    - Disfunções: Da articulação coxofemoral ou a presença de PGMs em músculos relacionados, como o quadrado lombar ou os adutores.
- Músculos relacionados (77):
    - Músculos agonistas: glúteo mínimo, glúteo médio, sartório, reto femoral, iliopsoas.
    - Músculos antagonistas: isquiotibiais, glúteo máximo, adutores da anca.
- Agulhamento seco (77):
    - Técnica de punção: O doente é colocado em decúbito dorsal com o membro estendido. Localiza-se o bordo anterior do TFL, pedindo ao doente que faça uma ligeira flexão ativa da anca.

Identificam-se as bandas tensas e os MMPs para punção, dirigindo a agulha perpendicularmente às fibras da banda tensa.

- Dimensão da agulha: Para punções no TFL, a dimensão da agulha é de 0,25 mm x 40 mm ou de 0,30 mm x 60 mm se a parte anterior do glúteo mínimo tiver de ser incluída.

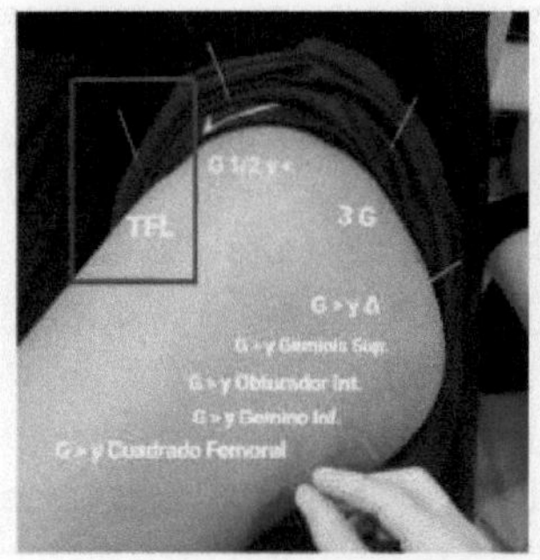

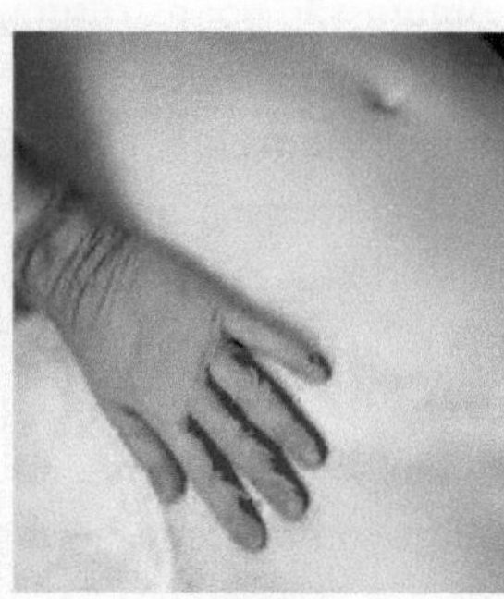

Figura 18. PS em PGM do TFL (54).

- Perigos e precauções: Embora poucos, devem ser tomados cuidados com os ramos cutâneos do nervo glúteo superior que passam pelo músculo. Seguir as instruções adequadas para evitar danos no nervo (77).

5.2.10. Piriforme.

- Localização e frequência: Os PGM do músculo piriforme estão normalmente localizados na metade lateral e na parte proximal do músculo, sendo os laterais mais fáceis de identificar por palpação (78, 79).
- A dor referida a partir destes pontos pode irradiar para: Região sacroilíaca, nádegas, anca posterior, coxa posterior (dois terços proximais). Pode também ser confundida com dor de outros músculos rotadores externos da anca (78, 79).
- Síndromes associadas: Os PGM do piriforme podem contribuir para várias síndromes dolorosas na pélvis e na anca, incluindo a síndrome do piriforme. O diagnóstico diferencial com condições

como a hérnia discal, a radiculopatia lombossacra, a sacroiliíte, o tumor e outras patologias é crucial (78, 79).

- Mecanismos de ativação (78, 79):
  - Mecanismos diretos: Traumatismos, contracções excêntricas forçadas, posições prolongadas que encurtam o músculo e compressão por estruturas vizinhas.
  - Mecanismos indirectos: PGMs nos músculos paravertebrais e glúteos, bem como infecções crónicas e degeneração articular.
- As caraterísticas clínicas da síndrome incluem: Padrão de dor referida, fraqueza na abdução da anca, dor à pressão no músculo, o exame neurológico é essencial para excluir problemas mais graves (78, 79).
- Tratamento: O agulhamento seco é efectuado com o doente em decúbito contralateral e com a anca fletida. A punção deve ser guiada por EMG ou ultra-sons para minimizar o risco de danos em nervos como o nervo ciático. Tamanho da agulha 0,30 mm x 50 mm. 60 mm ou 75 mm (78, 79).

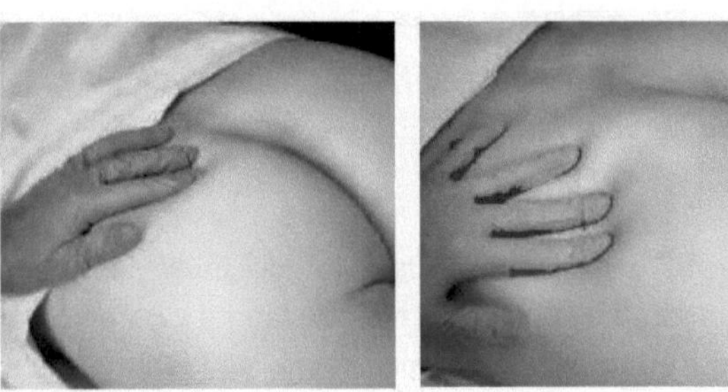

Figura 19. PS em PGM do piriforme (origem e inserção) (54).

- Riscos e precauções: Existe o risco de punção acidental de estruturas nervosas e a possibilidade de penetrar lateralmente na pélvis, risco de tocar na articulação coxofemoral. Devem ser respeitadas as medidas de assepsia e a profundidade da punção deve ser cuidadosamente monitorizada para evitar complicações (78, 79).

5.2.11. Rectus abdominis.

- Os PGM podem estar localizados em qualquer parte do músculo reto abdominal. Embora os sintomas possam variar entre as diferentes áreas do músculo e entre indivíduos, geralmente os PGMs localizados na parte superior do abdómen (acima do umbigo) tendem a causar dor horizontal posterior bilateral, especialmente no meio das costas. Se a dor for unilateral, está frequentemente relacionada com o músculo latissimus dorsi (80,81).
- Os PGM podem causar dor na região entre os rebordos costais e o processo xifoide, provocando sintomas semelhantes aos do transverso do abdómen, incluindo plenitude abdominal, ardor e indigestão. Especificamente, se o PGM estiver no lado esquerdo, podem ocorrer náuseas, vómitos e dor precordial. Os PGM da região periumbilical, localizados no bordo lateral do músculo, são responsáveis por dores abdominais difusas, especialmente ao movimento, bem como por cãibras ou cólicas, comuns nas crianças. Na parte inferior do músculo, os PGM situados entre o umbigo e a sínfise púbica podem provocar dismenorreia. Na parte inferior do reto abdominal, podem referir dor bilateral à região lombossacra e o doente descreve-a com um movimento transversal da mão, por oposição à dor vertical caraterística do psoas major. Uma possível área de PGM no bordo superior do púbis pode referir dor à bexiga e causar diarreia. Além disso, o espasmo nesta área pode resultar num aumento da frequência urinária, retenção urinária e dor na virilha, especialmente em crianças. Um PGM na borda lateral do reto abdominal, perto do ponto de McBurney (equidistante da espinha ilíaca ântero-superior e do umbigo), pode imitar os sintomas de apendicite aguda, causando dor em todo o abdómen, fossa ilíaca e pénis. Se a dor for devida a apendicite, está presente uma rigidez global dos músculos abdominais. Dado o risco de falsos positivos no diagnóstico de apendicite, é razoável considerar os MGP abdominais no diagnóstico diferencial (80,81).
- É fundamental diferenciar os sintomas de origem visceral dos de origem muscular, uma vez que muitas vezes coexistem. Se a dor for muscular, o doente sente uma dor mecânica, relacionada com o

movimento e não relacionada com a ingestão ou evacuação de alimentos. As actividades prolongadas que requerem uma respiração abdominal forçada também podem exacerbar a dor. O teste de Carnett pode ser útil para o diagnóstico diferencial. Consiste em pressionar um ponto doloroso e pedir ao doente que contraia o músculo. Se a dor aumentar, indica uma origem muscular; se diminuir, é mais provável que se trate de um problema intra-abdominal (80,81).

- Os PGM podem ser causados por sobrecargas mecânicas, traumatismos, posturas incorrectas ou factores indirectos como infecções, stress emocional e disfunções articulares. As cicatrizes cirúrgicas, especialmente após apendicite, histerectomias e cesarianas, podem causar problemas miofasciais na musculatura abdominal e lombar, perpetuando os PGM (80,81).
- O agulhamento seco, combinado com um tratamento conservador, é frequentemente eficaz no tratamento da musculatura abdominal. O agulhamento superficial é recomendado como primeira opção, seguido de eletroterapia por agulhamento seco, se necessário. Se estas técnicas não funcionarem, pode ser considerado o agulhamento seco profundo. O procedimento envolve a identificação de bandas tensas e PGMs enquanto o doente está na posição supina. É utilizada uma agulha de 0,25 mm x 40 mm, que é inserida cuidadosamente para evitar danificar a cavidade peritoneal. A punção deve ser efectuada com medidas anti-sépticas rigorosas para evitar infecções (80,81).

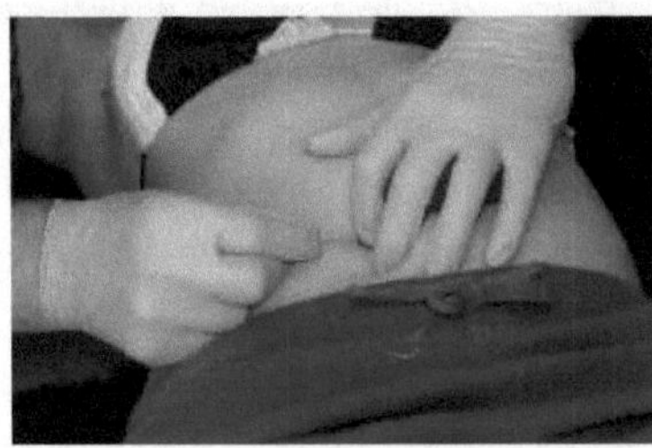
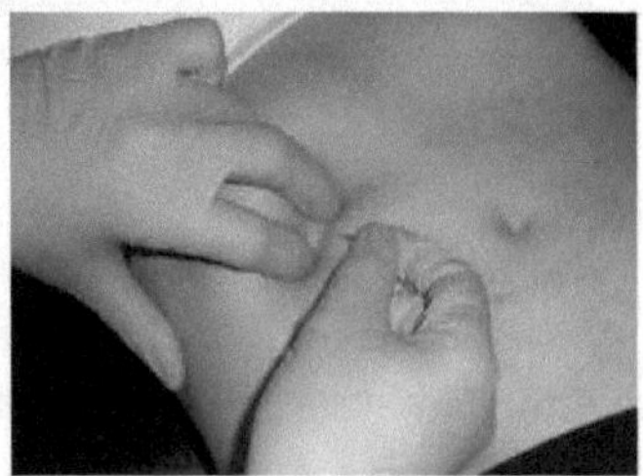

Figura 20. PS em PGM do músculo reto abdominal (54).

- Riscos: Ao tratar os PGM abdominais, é vital avaliar a presença de outros factores que possam contribuir para a dor, tais como a presença de síndromes neurológicas que possam simular doenças ginecológicas nas mulheres. A identificação e o tratamento corretos dos PGMs são essenciais para a recuperação da doente e para a melhoria da sua qualidade de vida (80,81).

5.2.12. Oblíquo externo do abdómen.

- Os PGMs nos músculos abdominais, especialmente o oblíquo externo, são áreas de tensão que podem causar sintomas como azia, dor no epigástrio e dor referida à virilha e aos testículos. Esta situação pode ser confundida com problemas como a hérnia hiatal ou a apendicite, uma vez que a dor pode irradiar para outras zonas do abdómen (82).
- Os PGM podem ser activados por (82):
  - Golpes diretos: Traumatismo ou impacto na região abdominal.
  - Movimentos repetitivos do tronco: Actividades que envolvem rotação ou flexão-extensão, como o lançamento de discos.
  - Posições mantidas: Manter o tronco em rotação pode contribuir para a ativação de pontos de gatilho.
- Padrões de dor referidos (82):
  - PGMs superiores: Localizados na parte superior do oblíquo externo, podem causar ardor e dor epigástrica.
  - PGMs inferiores: Localizados na parte inferior, podem referir dor à virilha e ao testículo, afectando também o lado oposto.
- Agulhamento a seco: O agulhamento a seco é um tratamento utilizado para tratar os PGM, que envolve a inserção de agulhas nos músculos afectados para aliviar a dor. A técnica varia consoante a localização dos PGMs (82):
  - PGMs superiores: Utilize agulhas de 0,25 mm x 13 mm, inserindo-as perpendicularmente ao PGM.
  - PGMs inferiores (abaixo do EIAS):
    - Palpar a área com a anca em extensão para identificar bandas apertadas.

- Utilizar agulhas de 0,25 mm x 25 mm ou 0,25 mm x 40 mm, consoante a espessura do tecido.

- PGM Sobre a crista ilíaca: Palpação com pinças para evitar danificar as vísceras, com agulhas de pelo menos 0,25 mm x 40 mm.

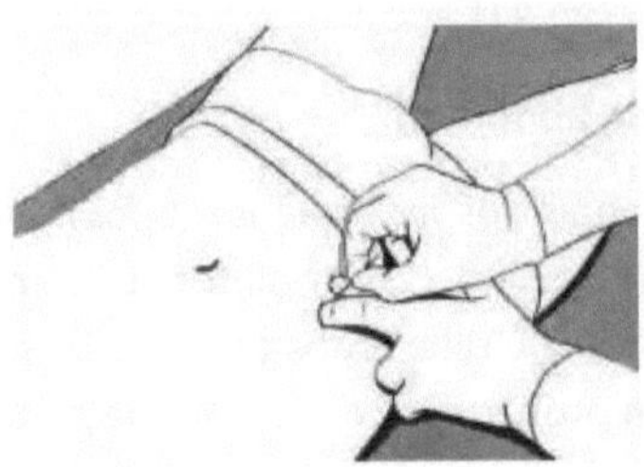
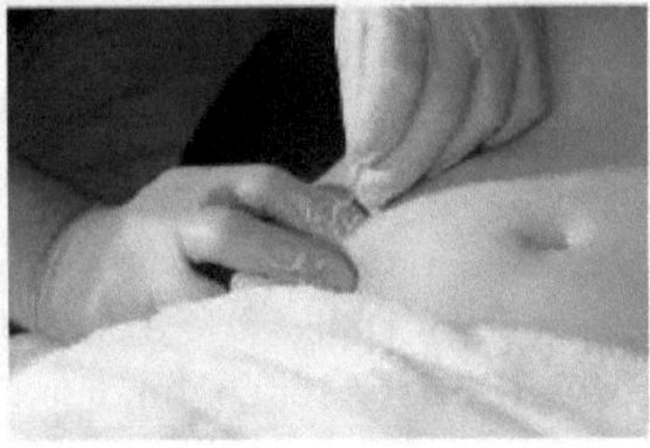

Figura 21. PS em PGM do oblíquo externo do abdómen (53, 54).

- Precauções e riscos: É crucial evitar a punção do peritoneu, seguindo protocolos de higiene rigorosos e técnicas de punção adequadas. A profundidade de inserção deve ser cuidadosamente avaliada, sendo recomendada a punção guiada por ultra-sons ou EMG para maior precisão e segurança (82).

5.2.13. Oblíquo interno do abdómen.

- Sintomas e ativação dos PGM: Os pontos de gatilho (PGM) na musculatura abdominal inferior e lateral podem causar dor referida a várias áreas, incluindo a virilha, os testículos e outras áreas do abdómen, e mesmo o peito ou o lado oposto do abdómen. Este padrão de dor pode ter origem em qualquer um dos músculos abdominais laterais, como os oblíquos e o transverso do abdómen. O oblíquo interno e o reto abdominal são particularmente responsáveis pelos PGM localizados no bordo superior do púbis e na metade lateral do ligamento inguinal, que podem causar dores na bexiga urinária e espasmos musculares relacionados com a micção. Além disso, o oblíquo interno e o transverso do abdómen podem estar envolvidos no aprisionamento do nervo ilioinguinal, uma condição que pode surgir como complicação de cirurgias abdominais ou durante a gravidez e o parto, causando dor significativa (82, 83).

- Os PGMs também podem estar relacionados com outros músculos, tais como: diafragma, paravertebrais (superficiais e profundos), serrátil anterior, iliopsoas, adutores da anca (82, 83).
- Agulhamento seco: Para o tratamento de MMPs, recomenda-se o agulhamento seco superficial (DOT) combinado com tratamento conservador. São essenciais medidas assépticas rigorosas para evitar infecções, especialmente se houver risco de penetração na cavidade peritoneal (82, 83).
    - Localização dos PGMs: A localização mais comum dos PGMs do oblíquo interno é medial à espinha ilíaca ântero-superior (ASIS). A técnica de punção e a forma de determinar a profundidade são semelhantes às utilizadas para os PGMs do oblíquo externo.
    - Profundidade de punção: Recomenda-se a utilização de agulhas de 0,25 mm x 40 mm. De acordo com estudos, a profundidade de punção pode ser entre 13 mm nas mulheres e 18 mm nos homens, minimizando o risco de penetração na cavidade peritoneal.

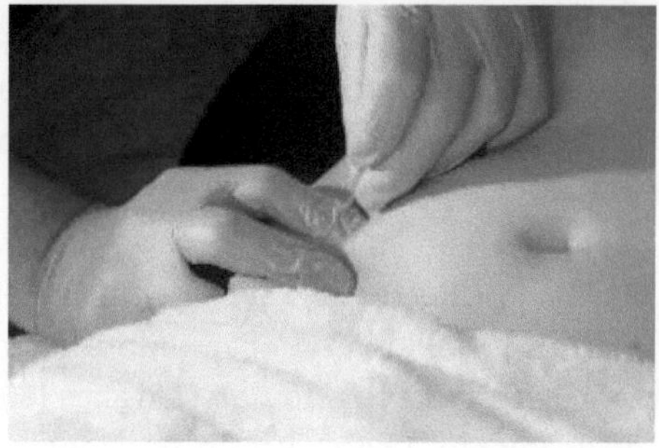

Figura 22. PS em PGM do oblíquo interno do abdómen (54).

- Perigos e precauções: É fundamental evitar a inserção da agulha no peritoneu. Para o efeito, devem ser tomadas as seguintes precauções (82, 83):

- Medidas anti-sépticas: higiene extrema durante o procedimento.
- Seguimento de Protocolos: Realizar a punção seguindo os procedimentos descritos anteriormente, garantindo a correta colocação da agulha e evitando complicações.

5.2.14. Transversus abdominis.

- Sintomas e mecanismos de ativação: Os pontos de gatilho (PGM) na musculatura abdominal foram discutidos em termos dos seus sintomas, mecanismos de ativação e factores de perpetuação. Os pontos de gatilho na região abdominal sobrepõem-se frequentemente, tornando difícil atribuir a dor a músculos específicos, como os oblíquos e o transverso do abdómen. É descrito um padrão de dor em banda no abdómen, estendendo-se entre os bordos costais anteriores e concentrando-se frequentemente no processo xifoide. Esta dor pode ser provocada por PGMs na porção cranial do transverso do abdómen, bem como por PGMs na zona de inserção das cartilagens costais inferiores, causando dor durante a respiração. Os PGMs do transverso do abdómen podem causar inibição miogénica e fraqueza no próprio músculo, o que tem sido associado a várias condições clínicas. A ativação adequada do transverso do abdómen é crucial, especialmente em pacientes com dor persistente na virilha, uma vez que a sua fraqueza pode contribuir para problemas crónicos de dor lombar (80, 81, 83).
- Os PGMs na região abdominal estão relacionados com vários músculos, incluindo: Rectus abdominis, musculatura oblíqua abdominal, diafragma, multífido lombar, serrátil anterior, músculos do pavimento pélvico, iliopsoas, adutores da anca (80, 81, 83).
- Técnica de agulhamento a seco: Para o tratamento de PGMs no músculo transverso do abdómen, recomenda-se a utilização de agulhamento a seco superficial (DOT) em conjunto com tratamento conservador. A variabilidade na espessura muscular das três camadas da parede abdominal complica a determinação de uma profundidade segura para o SP profundo, tornando preferível a

utilização de punção guiada por ultrassom ou EMG ao realizar esta técnica (80, 81, 83).

- Riscos e medidas de segurança: Para evitar complicações, como a introdução acidental da agulha no peritoneu, é essencial tomar medidas anti-sépticas: seguir rigorosamente as regras de higiene durante o procedimento e realizar a punção de acordo com os procedimentos estabelecidos para garantir a segurança do doente e evitar infecções (80, 81, 83).

5.3. PS para os músculos das coxas.

5.3.1. Sartorio.

- Exame dos PGM: A avaliação dos pontos de gatilho (PGM) no músculo sartório é efectuada por palpação plana com o doente em posição supina. Este músculo pode apresentar PGM ao longo de todo o seu comprimento devido às suas intersecções tendinosas não alinhadas, pelo que é essencial explorar todo o seu comprimento. Ao contrário de outros PGM, os PGM do sartório causam geralmente dor superficial que é descrita como desagradável e lancinante, podendo também referir sensações superficiais de formigueiro ou queimadura. Uma vez localizados e tratados, é essencial evitar o encurtamento sustentado do sartório, que pode ocorrer quando se está sentado em posições como a de lótus ou a dormir em posição fetal. Qualquer dismetria significativa dos membros inferiores deve também ser corrigida. Podem ser ensinadas técnicas de auto-aplicação de massagem de libertação de pressão ou de fricção transversal, uma vez que estas técnicas não limitam a mobilidade, ao contrário dos alongamentos musculares (84).
- Associação com outros PGMs: Os PGMs do sartório não ocorrem normalmente de forma isolada e estão frequentemente associados a PGMs noutros músculos (84).
  - Proximal: Relacionado com o reto femoral. Proximalmente, os PGMs do sartório podem estar relacionados com a meralgia

parestésica, uma condição causada pelo aprisionamento do nervo cutâneo femoral lateral à medida que passa pelas bandas tensas do sartório. Os sintomas incluem parestesias e disestesias na zona anterolateral da coxa, que podem estender-se até ao joelho. Esta doença é mais frequente em doentes com excesso de peso abdominal ou em mulheres grávidas.

- Meios: Associados aos adutores da anca, sobretudo em futebolistas com pubalgia ou em doentes com problemas na articulação coxofemoral.
- Distal: Frequentemente associado a diagnósticos de tendinopatia do pé de ganso ou a patologias degenerativas da articulação tibiofemoral, especialmente nas deformações em valgo do joelho.

- Agulhamento seco: Para tratar os PGM do músculo sartório, recomenda-se o tratamento prévio dos PGM dos músculos relacionados. O doente deve estar em posição supina com a anca e o joelho numa posição neutra. Se o músculo estiver muito apertado, pode ser colocada uma pequena almofada debaixo do joelho para facilitar a palpação da inserção proximal do sartório (84).
  - Palpação: O músculo deve ser palpado ao longo do seu comprimento, procurando bandas apertadas e os seus correspondentes PGMs.
  - Escolha da agulha: Em doentes magros, é utilizada uma agulha de 0,25 mm x 25 mm dirigida perpendicularmente à banda esticada. Para doentes com mais panículo adiposo, recomenda-se uma agulha de 0,25 mm x 40 mm ou mais comprida, assegurando que a agulha passa através do panículo adiposo antes da inserção no músculo.
  - Contração muscular: Para melhorar a perceção da barreira muscular, pode pedir-se ao doente que mantenha uma contração suave do músculo até sentir o contacto.

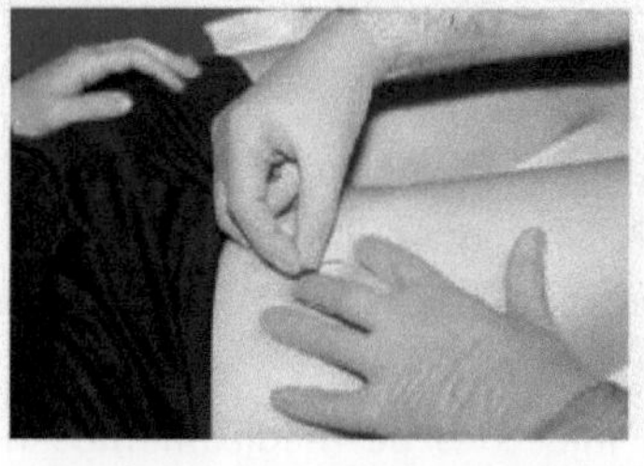

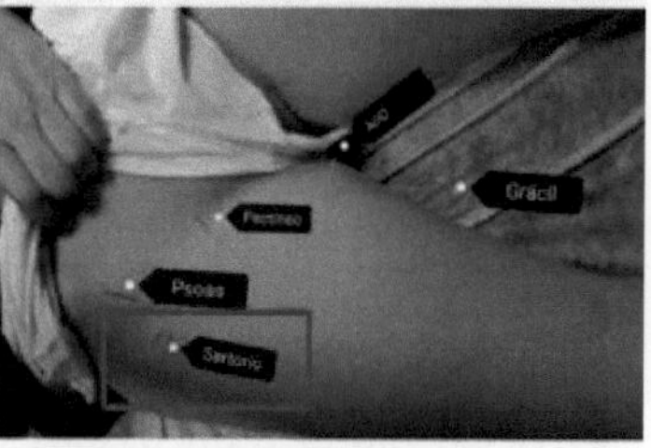

Figura 23. PS em PGM do sartório (54).

- Riscos e precauções (84):
  - Feixe neurovascular femoral: Localizado na face medial da coxa, deve evitar-se a punção acidental, não inserindo a agulha a uma profundidade superior a 20 mm.
  - Nervo cutâneo femoral lateral: Este nervo atravessa o sartório proximalmente, pelo que se deve ter cuidado ao inserir a agulha nesta zona.
  - Se a agulha tocar em qualquer ramo, o doente pode sentir uma sensação eléctrica na face anterolateral da coxa, caso em que a agulha deve ser retirada e a direção da agulha deve ser alterada.

5.3.2. Quadriceps femoris.

A maioria das disfunções do joelho está associada a um componente miofascial que acompanha vários elementos estruturais que causam dor. Segundo Baldry, os músculos da extremidade inferior que mais frequentemente desenvolvem pontos-gatilho miofasciais activos (MTP) são os do quadricípete femoral. A sobrecarga destes músculos pode ativar os PTM ou, em alternativa, estes podem ser secundários a alterações no joelho, anca, tornozelo ou pé que modificam a marcha (85, 86).

- Causas da ativação do PGM no quadríceps (85, 86):
  - Sobrecarga muscular: Frequentemente relacionada com actividades desportivas, montanhismo, saltos, ajoelhamentos, agachamentos, transporte de objectos pesados ou uso de saltos altos. A sobrecarga pode surgir especialmente de contracções

excêntricas vigorosas ou de tentativas de fortalecer o músculo com cargas próximas do tornozelo.

- Intervenções cirúrgicas: procedimentos no joelho que podem contribuir para a ativação do PGM no quadríceps.
- Imobilização: problemas ortopédicos que exigem a imobilização do joelho, o que pode resultar na formação de MMPs.
- Lesão direta: Concussões ou injecções de medicamentos no músculo são lesões diretas que podem causar a formação de PGMs.
- Os PGMs do quadríceps podem alterar a mecânica patelar e dificultar a mobilidade do joelho, sendo uma das principais causas de dor no joelho de origem miofascial. Algumas doenças diagnosticadas, como o "joelho do saltador" ou o "joelho do corredor", podem ser, na realidade, dores referidas no quadríceps.

- Os PGM do quadríceps estão associados a várias condições clínicas, tais como: dor anterior do joelho, síndrome da dor patelofemoral, tendinopatia do quadríceps, "joelho do saltador", síndrome de fricção da banda iliotibial, meniscopatias, osteoartrite/artrose do joelho, condropatias, dor do membro fantasma, bursite e "dores de crescimento" (85, 86).
- Sintomas dos PGM do quadríceps, os PGM do quadríceps podem causar: dor anterior, lateral e medial do joelho que pode estender-se distalmente à coxa e fraqueza e aumento da tensão muscular ou encurtamento do quadríceps, que pode ser confundido com outras patologias como tendinopatias ou bursites (85, 86).
- Tratamento: É essencial reconhecer que o tratamento da disfunção do joelho não será bem sucedido se se assumir que o problema está localizado apenas na articulação do joelho. É essencial explorar os diferentes fascículos do quadricípite para os PGM. Se estes não forem tratados, o doente não progredirá adequadamente com exercícios de fortalecimento, alongamentos e recuperação funcional. A identificação e o tratamento dos PGMs são cruciais, porque se estes PGMs não forem tratados, podem perpetuar a

tensão nos músculos relacionados, como os isquiotibiais, mesmo num estado latente. Isto pode levar a um ciclo de dor e fraqueza que impede a recuperação efectiva do doente (85, 86).

5.3.3. Rectus femoris.

O reto femoral, sendo um músculo com uma arquitetura bipeniforme, tem uma distribuição particular de pontos-gatilho miofasciais (MTrPs) que podem estar localizados em quase todo o músculo. Não é raro que o mesmo doente apresente múltiplos MTrPs em diferentes áreas do reto femoral (85, 86).

- Localizações preferenciais dos PGM: Existem localizações preferenciais para estes PGM, sendo as mais comuns (85, 86):
  - Proximalmente na coxa: logo abaixo da espinha ilíaca anteroinferior. Esta localização está associada a dores profundas na parte anterior da coxa e na parte interna do joelho. O doente descreve normalmente a dor como estando localizada abaixo e à volta da rótula.
  - Perto do joelho: Por vezes, os PGM estão localizados mesmo acima do joelho, causando dor local e profunda. Este PGM distal pode estar associado a PGMs no vasto lateral.
- Os PGM do reto femoral podem gerar vários sintomas, incluindo (85, 86):
  - Dor nocturna: Esta dor pode despertar o doente durante a noite.
  - Dor profunda no interior do joelho: Um sintoma comum que pode ser descrito como intenso e local.
  - Fraqueza ao descer escadas: Esta sensação de fraqueza torna-se mais percetível em actividades que requerem uma descida, o que pode inibir a resposta do reflexo patelar.
- Causas da ativação dos PGM no reto femoral (85, 86):
  - Posição encurtada: A posição sentada durante longos períodos coloca o reto femoral numa posição encurtada, favorecendo o desenvolvimento de PGMs.
  - Sobrecarga muscular: Actividades que implicam uma flexão da anca forte ou repetitiva, como o alpinismo, o ciclismo, a corrida,

a marcha rápida, o pontapé na bola, a natação (especialmente a agitação), o calçado inadequado (o uso de saltos altos ou de solas macias também pode contribuir para o desenvolvimento de MMPs).

- Mecânica anómala da anca: Disfunções na anca, bem como em casos de fracturas ou cirurgias nesta articulação ou no joelho, podem resultar na ativação de PGM no reto femoral.

- Interação com outros músculos: Os PGMs no iliopsoas, sartório (proximalmente), e músculos adjacentes podem contribuir para os PGMs no reto femoral (85, 86).
- Técnica de punção: Doente em posição supina com a anca em rotação neutra e o joelho em extensão. Localizar os pontos de referência anatómicos entre a espinha ilíaca ântero-superior e o bordo superior da rótula. A palpação plana do músculo é efectuada para identificar bandas apertadas e pontos doridos. O doente pode efetuar uma flexão da anca com o joelho em extensão para diferenciar o músculo reto femoral de outros músculos, como o sartório. Utilizar uma agulha de 0,30 mm x 50 mm e dirigi-la perpendicularmente à banda tensa. Se a agulha atingir o osso, o reto femoral e o vasto intermédio subjacente podem ser puncionados (85, 86).

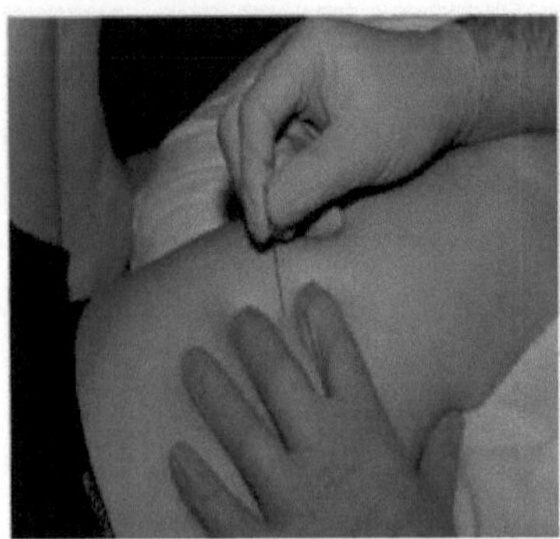
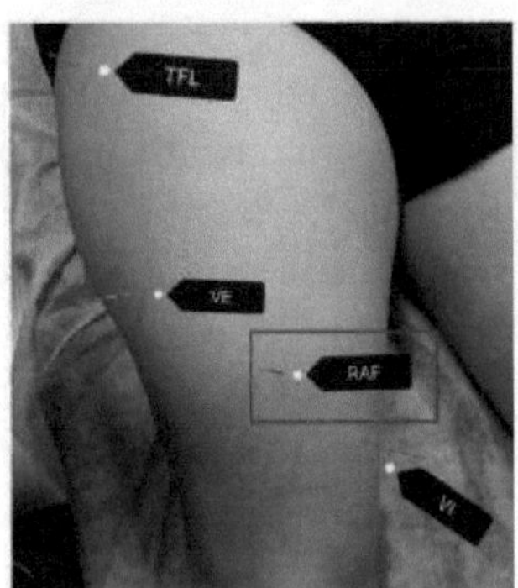

Figura 24. PS em PGM do músculo reto femoral (54).

5.3.4. Vastus intermedius.

Os pontos-gatilho miofasciais (MTrPs) do vasto intermédio têm caraterísticas específicas que é importante reconhecer para um diagnóstico e tratamento eficazes (85, 86).

- Localização dos PGMs: Os PGMs do vasto medial podem estar localizados em várias alturas ao longo do músculo, mas a sua localização mais comum é aproximadamente alguns centímetros distal à área proximal dos PGMs do reto femoral (85, 86).
- Subestimação dos PGMs: Estes PGMs são frequentemente subestimados devido à sua localização, uma vez que estão cobertos pelo reto femoral e não podem ser palpados diretamente. Esta situação realça a importância da palpação selectiva (PS), que é essencial para diferenciar entre o vasto intermédio e o reto femoral (85, 86).
- A dor referida dos PGMs do vasto intermédio é caracterizada por (85, 86):
    - Localização da dor: A dor é sentida na parte anterior e medial da coxa, com uma propagação caudal a partir do PGM.
    - Movimentos que agravam a dor: Esta dor ocorre normalmente com o movimento do joelho e é pouco frequente em repouso. Ocorre normalmente ao caminhar e intensifica-se ao subir escadas.
    - Rigidez pós-sedentária: Após períodos prolongados de permanência na posição sentada, o doente pode ter dificuldade em endireitar o joelho, o que pode levar a claudicação.
    - Sintomas específicos associados aos PGM do vasto intermédio
    - Dor com o movimento do joelho: O movimento ativa os PGMs, resultando em dor significativa.
    - Dor na parte anterior da coxa: O PGM está localizado na área dolorosa referida pelo doente.
    - Coxeamento após uma posição sentada prolongada: A rigidez e a dor após uma posição sentada prolongada podem levar à dificuldade em andar corretamente.
- Relação com outros MMPs: Os MMPs do vasto intermédio muitas vezes não ocorrem isoladamente, mas estão associados a outros

MMPs do quadríceps, complicando assim o quadro clínico. Isto significa que o tratamento deve abordar todos os MMPs relacionados para conseguir uma recuperação efectiva (85, 86).

- Técnica de punção: com o doente em posição supina, o médico insere a agulha perpendicularmente à superfície do músculo e diretamente sobre o PG identificado por palpação plana. Procurar um ponto doloroso na face anterolateral da coxa, palpando através ou lateralmente ao reto femoral. Utilizar uma agulha de 0,30 mm x 50 mm ou 0,30 mm x 60 mm, consoante a localização dos PGM ou a corpulência do doente (85, 86).

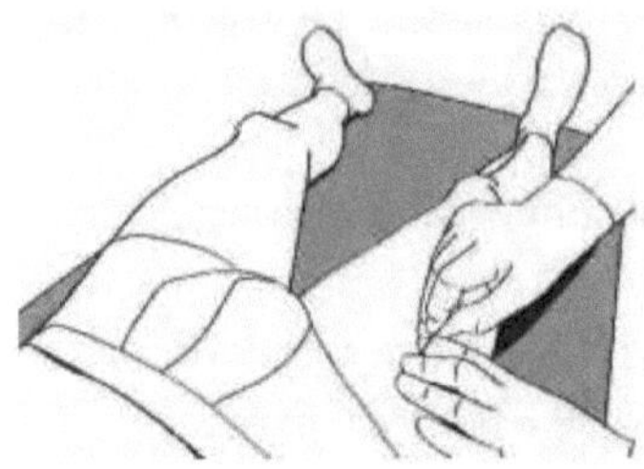
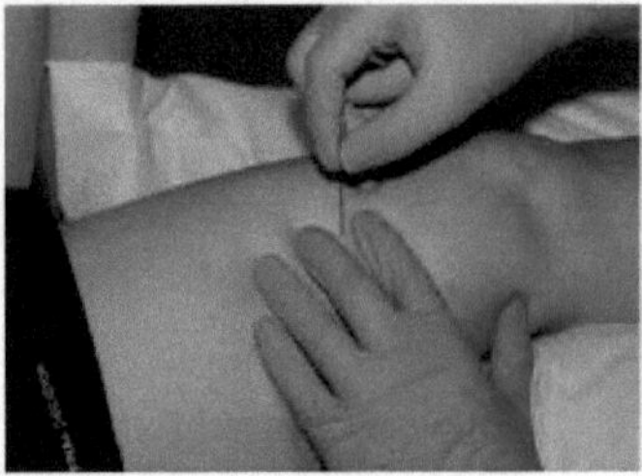

Figura 25. PS em PGM do vasto intermédio (53, 54).

5.3.5. Vasto lateral.

Os pontos-gatilho miofasciais (MTrPs) no vasto lateral são uma fonte comum de dor que afecta tanto a anca como o joelho. As suas caraterísticas, sintomas e o seu impacto na função do joelho são descritos em pormenor abaixo (85, 86).

- Localização dos PGMs (85, 86):
  - Dor lateral na anca e na coxa: os PGM deste músculo podem causar dor lateral na anca e na parte externa da coxa.
  - Dor no joelho: São uma fonte comum de dor no joelho, sendo o único músculo anterior que pode causar dor na parte de trás da articulação do joelho.
  - Bloqueio patelar: Os PGMs localizados distal e anteriormente ao vasto lateral são responsáveis pelo bloqueio patelar, bem como

pela dor na borda lateral da patela, às vezes estendendo-se até o aspeto lateral da coxa.

- Dor referida: os PGM na região distal e nas fibras posteriores podem referir a dor para o aspeto lateral da rótula e, mais amplamente, para o aspeto lateral da coxa e da perna.
- Coberto pela banda iliotibial: A parte do vasto lateral está principalmente coberta pela banda iliotibial, o que torna difícil a sua identificação por palpação.
- Dor a meio da coxa: Na zona a meio da coxa, no bordo posterior do vasto lateral, foram identificados PGMs que causam dor na região lateral posterior da coxa e no aspeto lateral da fossa poplítea.
- Dor na região proximal: Na coxa medial, os PGM na região medial podem causar dor intensa na parte lateral da coxa, atingindo quase a crista ilíaca acima e em redor do bordo lateral da rótula abaixo.
- PGMs de inserção: Foram descritos PGMs na extremidade proximal do vasto lateral, causando dor e hipersensibilidade à pressão local.

- Sintomas associados (85, 86):
  - Dor na face lateral do joelho e da coxa: apresenta-se como uma dor aguda ou surda na face lateral, que pode ser constante ou intermitente.
  - Bloqueio da patela: As bandas apertadas podem causar tração lateral na patela, dificultando o movimento e causando bloqueio, especialmente quando em ligeira flexão.
  - Dores de crescimento em crianças: Os MGP no vasto lateral são comuns em crianças, muitas vezes associados às chamadas "dores de crescimento".
  - Dificuldade em andar: Andar pode ser doloroso se as MMPs estiverem activas, e deitar-se sobre o músculo pode ser desconfortável, chegando mesmo a perturbar o sono.
  - Efeito na função do joelho: A fraqueza causada pelos PGM do vasto medial, em combinação com a tensão dos PGM do vasto

lateral, pode contribuir para desequilíbrios patelares e condições como a síndrome da dor patelofemoral e condropatias.

- Actividades que podem desencadear os PGM (85, 86):
  - Excesso de esforço: Qualquer atividade que implique um trabalho considerável das pernas, como correr, saltar ou exercícios de alta intensidade, pode predispor ao desenvolvimento de MMPs.
  - Golpes diretos: Um golpe direto na área também pode ativar os PGM, tal como manter a perna numa posição estendida durante períodos prolongados.
  - Imobilização: Qualquer terapia que impeça a flexão do joelho pode perpetuar os PGM do vasto lateral.
- Técnica de punção: para a punção dos PGs localizados na parte anterior do músculo vasto lateral, o paciente é colocado em posição supina. Para a punção dos PGs localizados na parte do músculo posterior ao trato iliotibial, o doente é colocado em decúbito lateral. Para PGMs distais na parte anterior, utilizar uma agulha de 0,25 mm x 40 mm, direcionada para o osso. Para PGMs distais na parte posterior, utilizar uma agulha de 0,30 mm x 40 mm, também direcionada para o osso.

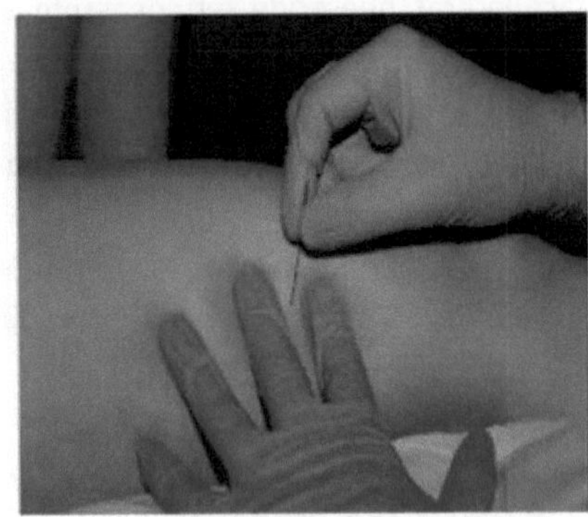
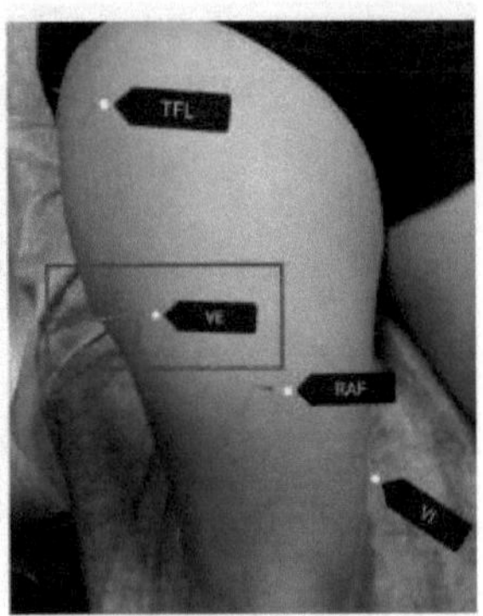

Figura 26. PS em PGM do vasto lateral (53, 54).

5.3.6. Vasto medial.

Os pontos-gatilho miofasciais (MTrPs) no vasto medial podem ter um impacto significativo na função do joelho, causando dor e fraqueza. As suas caraterísticas, sintomas e a forma como podem influenciar a saúde do doente são descritos abaixo (85, 86).

- Localização dos PGMs (85, 86):
  - Altura variável: Os PGMs do vasto medial podem ser encontrados em diferentes alturas no músculo:
  - PGMs distais: Localizados alguns centímetros acima da rótula, são os mais susceptíveis de referir dor para o aspeto anterior e medial do joelho. Esta dor pode causar uma fraqueza súbita no joelho, o que pode levar à queda do doente.
  - PGMs proximais: Geralmente localizados na parte medial da coxa, junto aos músculos adutores. Podem acompanhar frequentemente os PGMs distais, referindo dor contínua na parte média e inferior da coxa e na face anteromedial do joelho.
- Sintomas associados (85, 86):
  - Dor insidiosa: os PGM do vasto medial podem causar uma dor surda que ocorre inicialmente no joelho e, ocasionalmente, na parte interna da coxa. Esta dor pode mesmo acordar o doente durante a noite.
  - Confusão diagnóstica: Esta dor miofascial é frequentemente confundida com processos inflamatórios articulares, osteoartrite, lesões ligamentares e tendinopatias, o que pode levar a diagnósticos incorrectos.
  - Fraqueza e insuficiência do joelho: Se não forem adequadamente tratados, os PGM podem progredir, causando episódios de inibição do quadríceps que resultam em insuficiência da fraqueza durante a marcha.
  - Tensão constante: Uma tensão ligeira mas constante dos PGM pode contribuir para o desenvolvimento de tendinopatias patelares, especialmente no pólo inferior dos PGM.
- Factores contributivos (85, 86):

- Sobrecarga muscular: As actividades desportivas intensas, como a corrida ou os agachamentos profundos, podem sobrecarregar o quadríceps e o vasto medial.
- Fisioterapia agressiva: Os exercícios de alongamento e fortalecimento, especialmente os de cadeia cinética aberta com cargas distais, podem agravar os PGM do vasto medial.
- Hiperpronação do pé: A hiperpronação pode sobrecarregar este músculo e perpetuar os seus PGM.
- Trauma direto: Os golpes diretos no joelho são outra causa frequente de ativação do PGM no vasto medial.

- Importância do diagnóstico e do tratamento: É crucial realizar um exame completo dos MTP e tratar quaisquer pontos de gatilho identificados nos músculos adutores da anca, reto femoral, vasto lateral e tensor da fáscia lata (85, 86).
- PS: Com o doente em posição supina, o médico insere a agulha perpendicularmente à superfície do músculo e diretamente sobre o PG identificado por palpação. No entanto, dadas as ligações anatómicas entre os músculos adutor magno e adutor longo, o alongamento do músculo é melhor realizado com o joelho em flexão e a anca em abdução. A palpação plana é realizada para localizar bandas apertadas e PGMs, que serão puncionados com agulhas de 0,25 mm x 40 mm. Devido à dor intensa durante e após o agulhamento, recomenda-se que a electroestimulação seca seja considerada como uma técnica de tratamento adicional (85, 86).

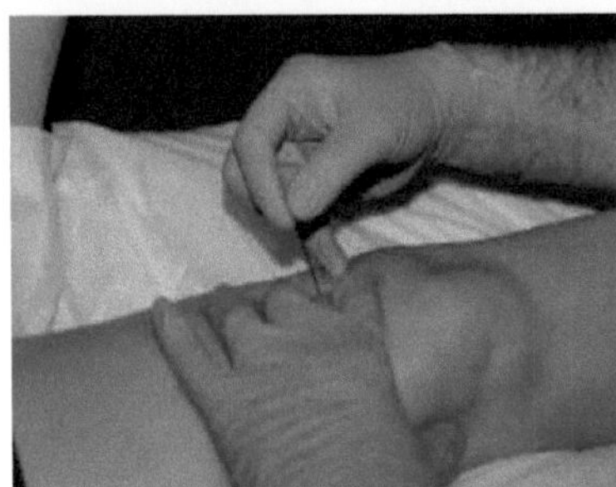

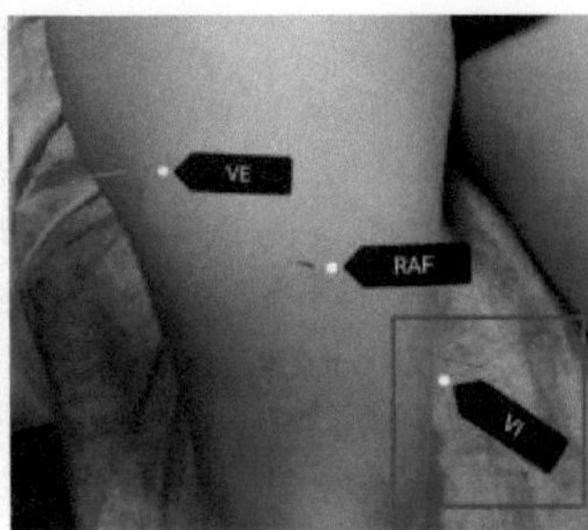

Figura 27. PS em PGM do vasto medial (54).

5.3.7. Semimembranoso.

- Localização: Os PGMs dos isquiotibiais encontram-se normalmente a 8-12 cm do flexor do joelho, na parte distal da coxa. No entanto, podem ocorrer em várias partes destes músculos (87, 88).
- Dor referida (87, 88):
  - Semimembranoso: a dor irradia da parte proximal da parte posterior da coxa, na região da prega glútea, podendo estender-se até à barriga da perna.
  - Semitendinoso: partilha a mesma distribuição da dor.
  - Bíceps femoral: provoca uma dor mais fraca do que as outras duas.
  - Os doentes podem sentir dor ao caminhar, o que pode levar a coxear. A compressão dos isquiotibiais durante o repouso também pode causar dor nas nádegas, na parte posterior da coxa e no joelho.
- Sintomas e erros de diagnóstico: Os PGM dos isquiotibiais podem causar sintomas semelhantes aos dos PGM do quadricípite, aumentando a tensão e sobrecarregando o músculo quadricípite. São normalmente confundidos com ciática ou tendinopatia dos isquiotibiais devido à distribuição da dor e rigidez associada (87, 88).
- Os PGM dos isquiotibiais podem ser activados por (87, 88):
  - Lesões musculares: Podem resultar de lesões, causando dor e diminuição da flexibilidade.
  - Postura: Manter o joelho dobrado durante longos períodos de tempo (por exemplo, sentado) pode contribuir para o desenvolvimento de MMPs.
  - Estilo de vida sedentário: Afecta negativamente a saúde dos isquiotibiais.
  - Desporto: Actividades como o futebol, o basquetebol e o atletismo, que requerem acelerações súbitas, são propensas a causar lesões nos isquiotibiais.
  - Fraqueza muscular: A fraqueza do glúteo máximo ou dos rotadores laterais da anca pode levar a uma sobrecarga dos

isquiotibiais, uma vez que estes têm de compensar essa fraqueza.

- PS: Posição do doente em decúbito ventral ou supino. O objetivo é identificar os PGMs por palpação plana ou em pinça. Recomenda-se uma agulha de 0,30 mm x 50 mm ou 0,30 mm x 60 mm, consoante a posição e a técnica utilizadas (87, 88).

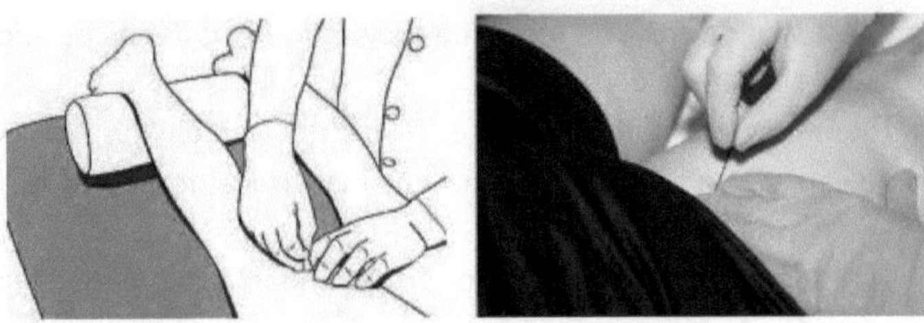

Figura 28. PS em PGM do semimembranoso (53, 54).

- Precauções (87, 88):
    - Nervo ciático: É importante evitar o contacto com o nervo ciático, que se encontra próximo dos músculos isquiotibiais. A direção da agulha deve ser precisa para não comprometer as estruturas neurovasculares.
    - Técnica: A inclinação medial da agulha reduz o risco de lesão do nervo.

5.3.8. Semitendinoso.

- Os PGMs do semitendinoso encontram-se habitualmente entre 8 cm e 12 cm do flexor do joelho, na parte medial do músculo. No entanto, podem estar localizados noutras áreas, especialmente no terço proximal, devido às zonas de inervação em ambos os lados da intersecção do tendão (87, 88).
- Dor referida: A dor causada pelos PGMs do semitendinoso irradia principalmente para a parte posterior proximal da coxa na região da prega glútea. O padrão de dor pode estender-se caudalmente pela parte posterior da coxa, chegando até à barriga da perna. Em comparação com o semimembranoso, a dor do semitendinoso é

aguda e distinta, enquanto a dor do bíceps femoral tende a ser mais fraca (87, 88).

- Sintomas e mecanismos de gatilho: Os PGMs do semitendinoso apresentam sintomas semelhantes aos de outros músculos isquiotibiais devido à ativação do ponto de gatilho e aos seus mecanismos de perpetuação. Os doentes podem sentir dor ao caminhar, rigidez e fraqueza na região afetada (87, 88).
- Agulhamento a seco: A técnica de agulhamento a seco para o semitendinoso é efectuada de forma semelhante à do semimembranoso. Pode ser efectuada em posição prona ou supina, dependendo da preferência do médico e do conforto do doente (87, 88).
- Precauções e riscos: Tal como na punção do semimembranoso, existe o risco de punção acidental do nervo ciático, que se situa na linha média da coxa, entre o bicípite femoral e o semimembranoso. Distalmente, na fossa poplítea, existe também o risco de lesão dos vasos sanguíneos femorais (87, 88).

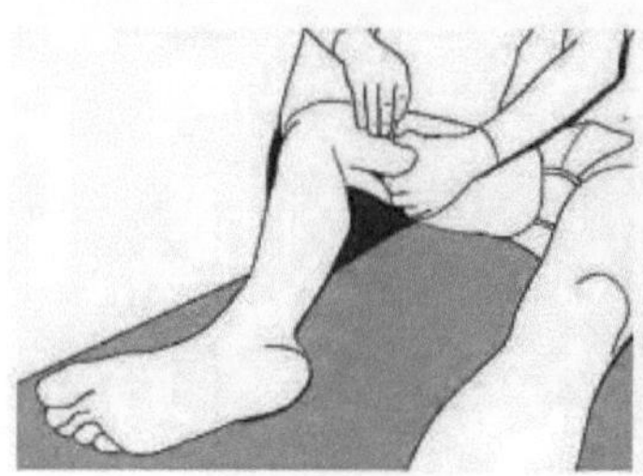
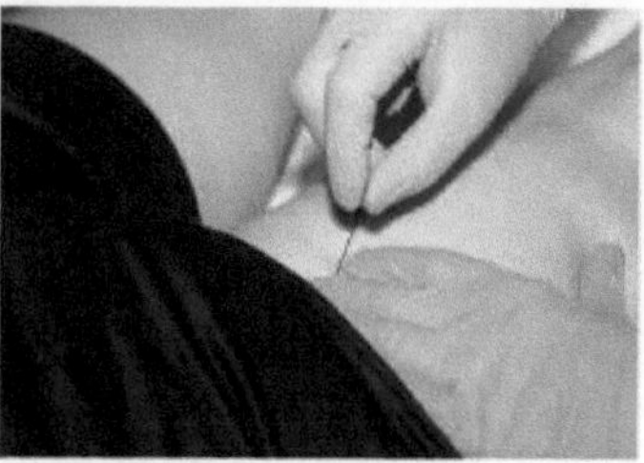

Figura 29. PS em PGM do semitendinoso (53, 54).

5.3.9. Biceps femoris.

- PGMs do bíceps femoral: A dor do PGM do bíceps femoral é descrita como uma dor surda localizada atrás do joelho. Esta dor pode irradiar para a zona póstero-lateral da coxa e, por vezes, concentrar-se na cabeça do perónio. Além disso, a dor pode estender-se à parte superior da coxa e à barriga da perna. Os PGM do bíceps femoral também podem causar dor nocturna, perturbando o sono do doente (87, 88).

- Sintomas e mecanismos de desencadeamento: As lesões dos isquiotibiais são comuns entre os atletas, e o bíceps femoral, especialmente a sua cabeça longa, é o músculo mais frequentemente lesionado nesta categoria. Os sintomas incluem dor e rigidez na parte posterior da coxa, bem como uma possível diminuição da funcionalidade durante as actividades físicas (87, 88).
- Agulhamento seco: Para o agulhamento seco dos PGM do bíceps femoral, o doente deve estar em posição de decúbito ventral com uma pequena almofada debaixo dos pés para manter o joelho em ligeira flexão. É efectuada uma palpação plana ao longo do músculo para identificar pontos sensíveis e bandas de tensão. Uma vez localizado o PGM, recomenda-se a utilização de uma agulha de 0,30 mm x 50 mm, dirigindo-a anteromedialmente a partir do aspeto lateral da linha média da coxa para minimizar o risco de contacto com o nervo ciático (87, 88).

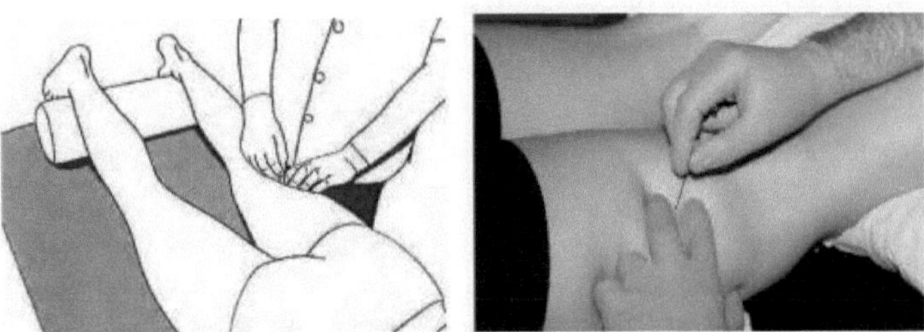

Figura 30. PS no PGM do bicípite femoral (53, 54).

- Perigos e precauções: O nervo ciático situa-se entre a tuberosidade isquiática e o trocânter maior na coxa proximal e percorre aproximadamente a linha média da coxa, entre o bíceps femoral e o semimembranoso. Distalmente, os ramos do nervo ciático, bem como o nervo tibial e o nervo peroneal, encontram-se entre o semimembranoso e o tendão do bíceps femoral. Na fossa poplítea, os vasos femorais estão localizados perto do nervo ciático. Seguindo as indicações acima referidas para a direção da agulha, o risco de contacto com estruturas neurovasculares é significativamente reduzido, mas devem ser seguidas as precauções detalhadas no capítulo correspondente sobre punções (87, 88).

5.3.10. Pectíneo.

- Localização: Os PGMs do pectíneo estão localizados logo abaixo do ramo púbico superior, acessíveis por palpação no espaço entre a veia femoral e o tendão do adutor longo (89).
- Dor: Provocam uma dor profunda na virilha, que pode apresentar-se como uma dor aguda ou como uma dor contínua e surda. Por vezes, esta dor parece ter origem na articulação da anca (89).
- Irradiação: A dor pode estender-se pela face anteromedial da coxa e distribuir-se pela área de inserção proximal do adutor magno. É raro que a dor ocorra de forma isolada, uma vez que está frequentemente associada a PGM noutros adutores ou no iliopsoas (89).
- Mobilidade: Embora possa restringir a separação da anca, são normalmente os outros adutores que mais limitam a mobilidade articular (89).
- Mecanismos de ativação: Os mecanismos de ativação dos PGMs do pectíneo são comuns a outros adutores. Isto inclui factores como o uso excessivo, posturas mantidas ou actividades que envolvam a contração repetida do músculo. Em relação ao adutor magno, recomenda-se a consulta de informação sobre a sua ativação para melhor compreensão dos mecanismos associados (89).
- Agulhamento a seco: Para o agulhamento a seco dos PGM do pectíneo e do peitoral, o doente deve estar em posição supina com a anca em ligeira rotação lateral e o joelho em extensão. A via de abordagem é entre os vasos femorais e o tendão do adutor longo. Sugere-se localizar o sartório como referência e, em seguida, palpar as estruturas anatómicas da região, passando de lateral para medial até chegar ao pectíneo, que se localiza lateralmente ao tendão do adutor longo. É fundamental localizar o pulso femoral para evitar a punção acidental dos vasos femorais. O músculo é explorado por palpação plana para localizar bandas apertadas e pontos dolorosos. Uma vez identificado o PGM, é utilizada uma agulha de 0,25 mm x

40 mm, dirigida perpendicularmente à banda apertada. No entanto, devido à profundidade do músculo, recomenda-se a utilização de uma agulha mais longa, de 50 mm ou 60 mm, para alcançar áreas adjacentes, como o adutor curto e a parte superior do adutor magno (89).

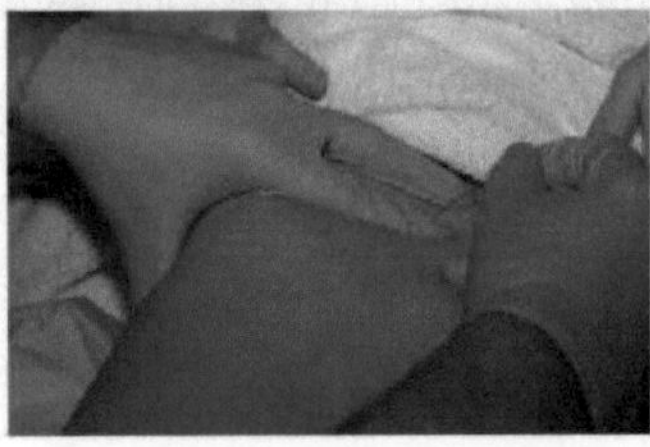

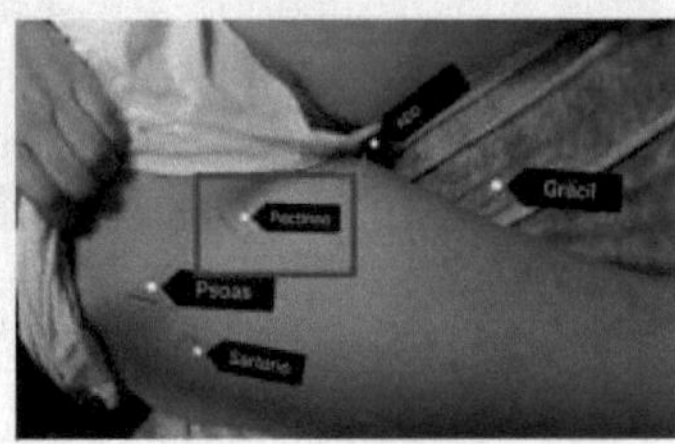

Figura 31. PS em PGM do pectíneo (54).

- Riscos e precauções (89):
  - Feixe neurovascular femoral: O feixe neurovascular femoral está localizado na face medial da coxa, sobre o pectíneo. Antes da punção, o pulso femoral deve ser localizado e afastado pelo menos um dedo como medida de segurança.
  - Riscos em punções profundas: Se se tentar explorar os adutores curto e mínimo, existe o risco de afetar os ramos do nervo obturador e a artéria circunflexa femoral medial, que é um ramo da artéria femoral profunda. Para evitar complicações, devem ser seguidas as precauções indicadas no capítulo correspondente.

5.3.11. Adutor magno.

- Localização: Os PGMs do adutor magno estão localizados no terço médio da coxa, logo acima da junção do sartório com o adutor longo, e muito próximo ao fémur. Apesar de poderem corresponder à divisão isquiocondilar do músculo, estão normalmente localizados na sua divisão lateral (90, 91, 92).
- Dor referida: Estes PGMs podem causar dor que se irradia da virilha ao longo do aspeto medial da coxa até ao joelho. O padrão de dor nem sempre se manifesta completamente e apresenta-se

frequentemente como uma dor profunda na virilha. Devido à sua localização profunda, são frequentemente uma causa negligenciada de dor persistente na virilha (90, 91, 92).

- Outras localizações: Os PGM foram identificados perto da inserção proximal do adutor magno na tuberosidade isquiática, o que pode causar dor difusa e mal localizada na pélvis. Esta dor pode ser aguda e localizada em áreas como o púbis, a vagina, o reto, a próstata ou a bexiga. Esta dor intrapélvica pode ser confundida com problemas viscerais, urológicos ou ginecológicos, e pode intensificar-se durante as relações sexuais (90, 91, 92).
- Os PGMs do adutor magno podem ser activados por uma variedade de factores, incluindo (90, 91, 92):
  - Lesões: Um escorregão ou uma queda inesperada pode causar uma contração súbita ou um estiramento excessivo dos músculos adutores.
  - Actividades desportivas: Os exercícios que exigem uma grande abertura das ancas (como a ginástica, a corrida ou o esqui) podem sobrecarregar os músculos adutores.
  - Técnica incorrecta: Uma técnica inadequada em actividades como o ciclismo, em que o joelho se desloca medialmente, pode levar a uma sobrecarga dos adutores.
  - Estar sentado durante muito tempo: Estar sentado durante muito tempo, especialmente com as pernas cruzadas, provoca um encurtamento sustentado dos músculos adutores.
  - Calçado: Os sapatos de salto alto e as dismetrias dos membros inferiores podem também contribuir para a ativação destes PGMs.
  - Intervenções cirúrgicas: A cirurgia da anca pode ativar os PGM e resultar em dor pós-cirúrgica persistente.
  - Condições patológicas: A artrose da articulação coxofemoral e as fracturas do colo do fémur são causas comuns de ativação dos PGM nesta área.
- Sintomas: A dor apresenta-se como dor medial da coxa e dor intrapélvica profunda, muitas vezes acompanhada de aperto e

fraqueza nos músculos adutores. É comum os doentes terem dificuldade em encontrar uma posição confortável para dormir (90, 91, 92).

- Agulhamento seco: Para tratar os PGM do adutor magno, o doente deve estar em decúbito lateral homolateral, com a anca e o joelho do lado afetado fletidos. O PGM está localizado no terço médio do adutor magno, que se encontra acima do sartório, dorsal ao adutor longo e coberto pelo grácil. Deve ser palpado o mais plano possível com o polegar para identificar um ponto doloroso à pressão. Utiliza-se uma agulha de 0,30 mm x 75 mm (ou 60 mm em músculos finos), dirigida para o fémur, passando através do grácil na superfície. A agulha pode ser inclinada ligeiramente para trás para explorar a porção dorsal do músculo, mas evite dirigir a agulha demasiado nessa direção para não entrar em contacto com o nervo ciático. Para tratar PGMs mais proximais, a tuberosidade isquiática é utilizada como referência, palpando a parte proximal do adutor magno e dirigindo uma agulha de 0,30 mm x 50 mm para os pontos sensíveis. Este procedimento também pode ser efectuado em posição prona (90, 91, 92).

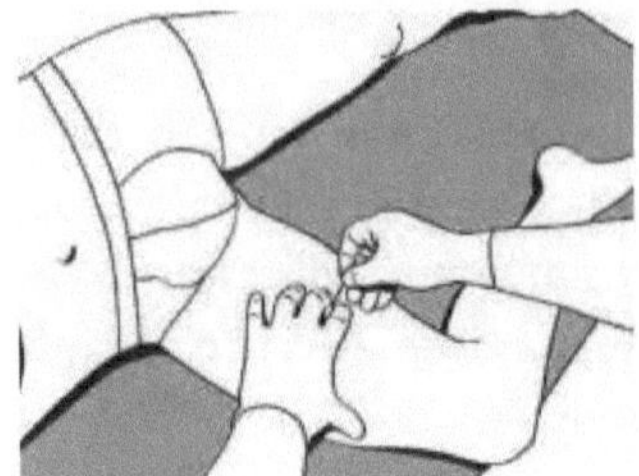
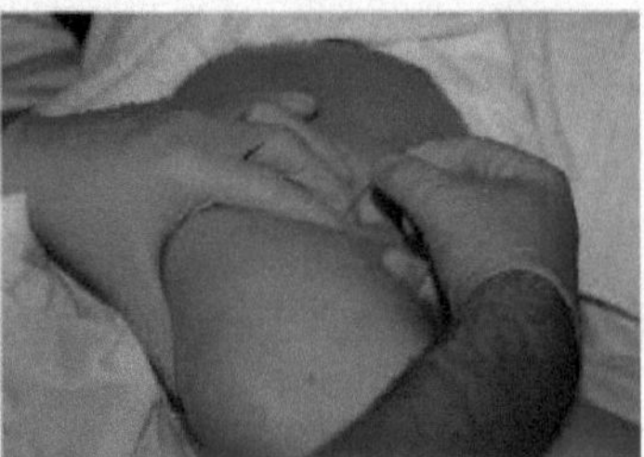

Figura 32. PS em PGM do adutor magno (53, 54).

- Riscos e precauções: Durante a punção dos PGMs centrais do adutor magno, é crucial evitar angulações excessivas da agulha na direção dorsal para prevenir o contacto acidental com o nervo ciático (90, 91, 92).

5.3.12. Adutor longo e adutor curto.

- Localização: Os PGMs do adutor longo e do adutor curto são normalmente encontrados na sua porção mais proximal. Como o adutor longo cobre o adutor curto, a palpação do adutor curto deve ser realizada através do adutor longo.
- Dor referida: Não foi feita uma distinção clara entre os padrões de dor referida dos dois músculos. No entanto, reconhece-se que os PGM destes músculos são uma das causas mais comuns de dor na virilha. A dor é sentida profundamente na virilha e pode estender-se ao aspeto anteromedial da coxa e da perna. A experiência clínica confirma que a dor na virilha é um componente essencial da dor referida a partir destes PTM. Além disso, estes pontos de gatilho podem restringir a mobilidade da anca (90, 91, 92).
- Outras manifestações: Os PGMs podem referir dor para o aspeto superior e anteromedial do joelho, bem como estar associados aos PGMs do vasto medial em casos de dor anterior do joelho ou síndrome da dor patelofemoral. A dor pode estender-se para a face anteromedial da tíbia (90, 91, 92).
- Sintomas: Em repouso, a dor tende a desaparecer, mas pode haver limitação da abdução da anca e da rotação lateral (90, 91, 92).
- Os mecanismos de ativação dos PGMs do adutor longo e do adutor curto são semelhantes aos dos outros adutores e estão descritos na secção sobre o adutor magno. Eles geralmente incluem (90, 91, 92):
  - Traumatismos ou lesões: As quedas ou sobrecargas podem ativar estes pontos de gatilho.
  - Movimentos repetitivos: As actividades que requerem movimentos repetitivos de adução ou rotação podem contribuir para a ativação.
  - Posturas prolongadas: Estar em posturas que favorecem a contração destes músculos pode provocar a sua ativação.
- Sintomas: Dor na virilha profunda e na virilha proximal, dor no joelho e acima dele, restrição da abdução da anca e fraqueza. Os músculos relacionados incluem os adutores, abdutores e iliopsoas (90, 91, 92).

- Agulhamento seco: Para explorar o adutor longo em busca de bandas tensas, o doente deve estar em posição supina, com a anca e o joelho fletidos e o pé apoiado na marquesa. O fisioterapeuta posiciona-se homolateral à coxa a tratar e deixa cair o joelho do doente sobre o seu abdómen. A perna do paciente deve estar relaxada em flexão da anca com uma ligeira abdução. O tendão deste músculo é localizado e explorado ao longo do seu comprimento por palpação plana, movendo os dedos na direção antero-posterior para identificar bandas apertadas com pontos sensíveis. Utiliza-se uma agulha de 0,25 mm x 40 mm perpendicular ao ponto mais doloroso da banda tensa localizada, dirigida para o fémur. Se for palpada com uma pinça, a agulha é dirigida anteroposteriormente para os dedos. Posicionando o doente confortavelmente, com a anca em posição neutra, pode realizar-se a punção simultânea do adutor longo e do adutor curto, localizando os seus MMP por palpação plana e inserindo uma agulha de 0,30 mm x 50 mm perpendicular ao adutor longo, em direção ântero-posterior. Esta técnica é útil para abordar ambos os músculos ao mesmo tempo (90, 91, 92).

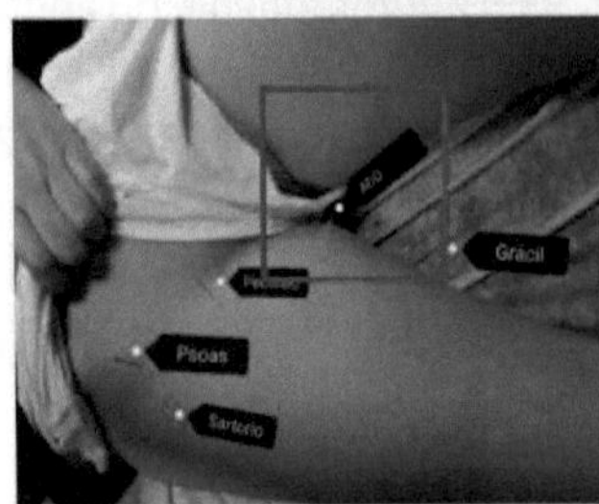

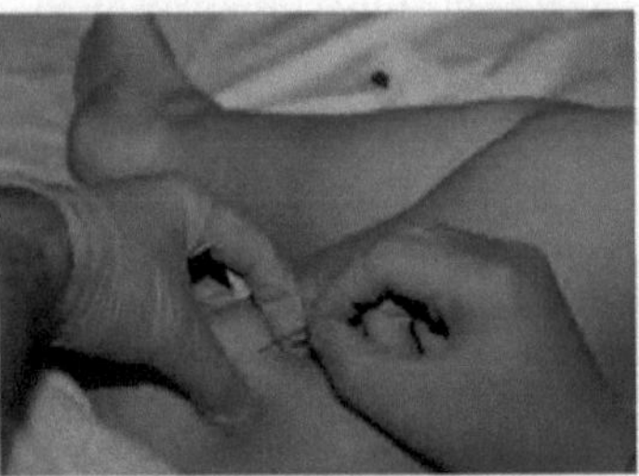

Figura 33. PS em PGM do adutor longo e do adutor curto (54).

- Perigos e precauções: O feixe neurovascular femoral está localizado na face medial da coxa, sobre o músculo pectíneo. Antes de puncionar qualquer músculo nesta região, o pulso femoral deve ser localizado e deve ser mantida uma distância de pelo menos um dedo como distância de segurança ao puncionar os adutores. A agulha nunca deve ser direcionada para o pulso femoral durante a punção do pectíneo, do adutor longo e do adutor curto para evitar lesões (90, 91, 92).

5.3.13. Gracioso.

- Localização: Os PGMs do grácil podem ser encontrados em qualquer parte do músculo, embora sejam normalmente localizados na sua metade proximal (90, 91, 92).
- Dor referida: Ao contrário de outros músculos, a dor é local e não referida à distância. É descrita como uma dor ardente e lancinante sob a pele, embora também se possa manifestar como uma dor mais difusa. Esta dor pode ser constante, mesmo em repouso, embora a marcha a alivie frequentemente (90, 91, 92).
- Os mecanismos de ativação dos PGMs do grácil são semelhantes aos de outros adutores, incluindo (90, 91, 92):
  - Traumatismo direto: Lesões ou quedas que envolvem a região da coxa.
  - Movimentos repetitivos: Actividades que envolvem adução ou movimentos repetitivos da anca.
  - Posturas prolongadas: Estar em posições que favorecem a contração do músculo grácil pode ativar os PGM.
- Sintomas: A dor é superficial e local, o que significa que não é sentida em zonas distantes. Este facto pode dificultar a identificação da origem da dor em alguns casos (90, 91, 92).
- Músculos relacionados: adutores e iliopsoas (90, 91, 92).
- Agulhamento a seco: O doente deve estar em posição supina, com a anca fletida e o pé apoiado na mesa de exame. O músculo grácil está localizado imediatamente a seguir ao adutor longo e pode ser facilmente palpado com uma pinça. Distalmente, o grácil está localizado à frente do semitendinoso, onde também pode ser palpado com uma pinça. Procurar um ponto de pressão doloroso na área onde o doente sente dor para identificar um PGM. Utiliza-se uma agulha de 0,25 mm x 40 mm direcionada

anteroposteriormente para os dedos do outro lado da pinça (90, 91, 92).

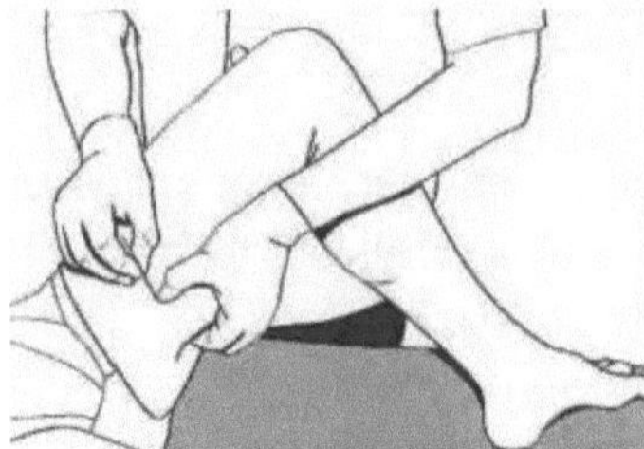

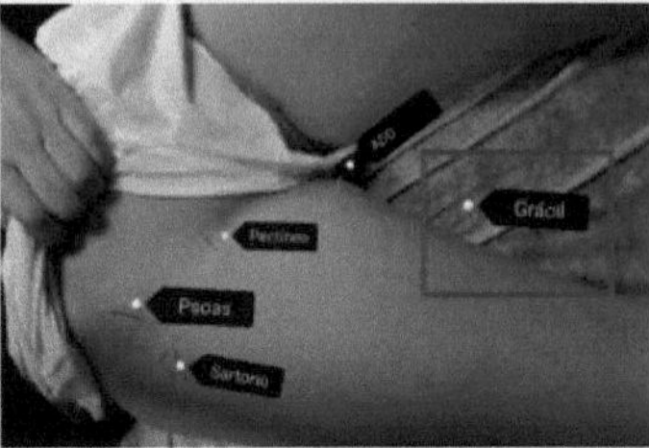

Figura 34. PS em PGM do adutor do grácil (53).

- Perigos e precauções: Não estão descritas recomendações especiais ou perigos excepcionais para a punção com lanceta. No entanto, é essencial seguir medidas gerais de assepsia e desinfeção ao realizar qualquer procedimento de punção (90, 91, 92).

5.3.14. Perfuração de outras estruturas (PGNM).

Em todos os casos acima referidos, devem ser tomadas medidas de assepsia e desinfeção, especialmente devido ao risco de a agulha entrar em contacto com a cápsula articular e entrar na circulação. Isto é crucial para evitar complicações relacionadas com infecções ou danos vasculares (93, 94, 95, 96, 97, 98):

- Ligamento colateral peroneal: Está descrito um PGM ligamentar neste ligamento, que remete a dor para a face lateral do joelho. Pode ser tratado por punção superficial, punção profunda ou electro-puntura seca.
- Ligamentos colaterais do joelho: Baldry menciona PG nas inserções proximais e distais destes ligamentos, sugerindo a sua desativação por agulhamento seco (PS).
- Coxim adiposo infrapatelar (gordura de Hoffa): Nesta estrutura podem ser encontrados PG e recomenda-se o tratamento por PS superficial.

- Iliotibiais: Os PGs ao longo do aspeto lateral da coxa podem ser tratados com PS. Baldry sugere a PS superficial, enquanto Gunn recomenda a PS local profunda.

5.4. PS para a musculatura das pernas e dos pés.

5.4.1. Poplítea.

- Localização: Os PGMs centrais do músculo poplíteo são inacessíveis à palpação. No entanto, a palpação de um PGM de inserção no aspeto póstero-medial da tíbia pode indicar a presença do PGM central (99, 100).
- Dor referida: Localiza-se principalmente na parte posterior do joelho. No entanto, de acordo com a experiência clínica dos autores, observam-se variações que incluem dor na parte posteromedial da tíbia e na face anteromedial, deslocando-se para a zona do pé de ganso (99, 100).
- Sintomas (99, 100):
  - Dificuldade em movimentar o joelho: Os doentes queixam-se frequentemente de dificuldade em estender completamente o joelho durante a fase de balanço (rigidez) ou em fletir o joelho durante o agachamento.
  - Rigidez: Esta rigidez pode ocorrer quando se levanta da cama de manhã ou quando se levanta de uma cadeira depois de estar sentado durante algum tempo.
  - Dor ao caminhar em descidas: A dor associada aos PGM do músculo poplíteo intensifica-se ao caminhar em descidas e ao usar saltos altos. Normalmente não há dor em repouso.
- Mecanismos de ativação (99, 100):
  - Sobrecarga excêntrica: O mecanismo mais comum de ativação do PGM no músculo poplíteo é a sobrecarga excêntrica que ocorre devido à rotação interna do fémur sobre a tíbia em cadeia fechada.
  - Problemas articulares: Outros mecanismos indirectos incluem problemas na articulação do joelho, como meniscopatias, hidroartrose e osteoartrite.

- Músculos relacionados: Os músculos mais importantes que podem estar envolvidos incluem o bíceps femoral, o vasto lateral do quadríceps e o gastrocnémio (99, 100).
- Agulhamento seco: O doente deve estar em decúbito lateral sobre o lado afetado, com a anca e o joelho fletidos a 90°. Palpa-se o músculo logo atrás do terço proximal da tíbia, deslocando lateralmente o gastrocnémio medial para encontrar um PGM de inserção correspondente ao músculo poplíteo. Recomenda-se a utilização de uma agulha de 0,25 mm x 40 mm ou, mais frequentemente, de 0,30 mm x 50 mm. A punção é iniciada dirigindo a agulha para a face posterior da tíbia. O PGM central é então procurado dirigindo a agulha lateralmente com uma ligeira inclinação anterocraniana, mantendo-a perto da face posterior da tíbia ou mesmo em contacto com o osso (99, 100).

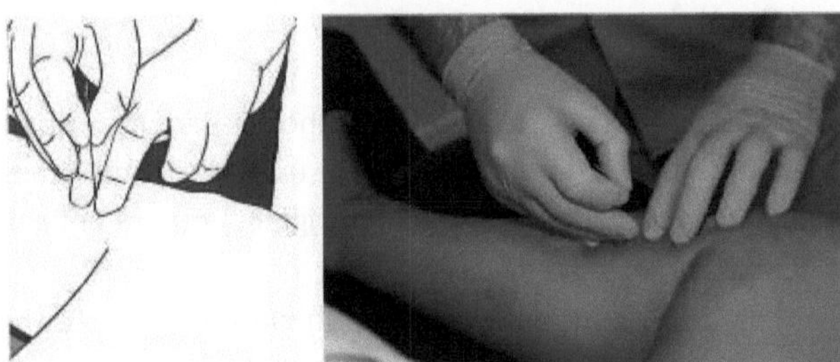

Figura 35. PS em PGM poplíteo (53, 54).

- Perigos e precauções (99, 100):
    - Evitar a punção do feixe neurovascular: É fundamental evitar a punção acidental do feixe neurovascular localizado na linha média da face posterior da perna, logo atrás do músculo poplíteo.
    - Regras gerais: Para além de seguir as regras gerais descritas para estas situações, a agulha deve ser mantida muito próxima da face posterior da tíbia, tendo como referência o contacto com o osso.

- Ramos do nervo safeno: Alguns ramos do nervo safeno podem estar presentes superficialmente no local de inserção da agulha. Se a agulha entrar em contacto com um nervo, o doente pode sentir uma sensação eléctrica superficial no interior da perna. Neste caso, a agulha deve ser retirada e reinserida a alguns milímetros de distância.

5.4.2. Gastrocnémio.

- Os PGM no músculo gastrocnémio produzem normalmente dor localizada, embora possam ocorrer padrões mais amplos que afectam o aspeto posterior do membro inferior. Os PGM na cabeça medial tendem a refletir dor na planta do pé, especialmente na área do arco plantar interno, e por vezes a dor estende-se à fossa poplítea e ao aspeto posterior da perna e do tornozelo. Para além da dor, os doentes podem sentir cãibras na barriga das pernas, especialmente com PGMs na zona central de ambas as cabeças. Também se verificou que a dor na parte posterior do joelho se intensifica ao caminhar em superfícies inclinadas. Foi demonstrado que a presença de PGMs no gastrocnémio tem uma relação direta com a claudicação intermitente e observou-se que o tratamento destes pontos de gatilho pode melhorar os sintomas sem a necessidade de alterações circulatórias (99, 100).
- Sintomas clínicos: Dor localizada na parte posterior do joelho ao caminhar em superfícies inclinadas. Cãibras na barriga da perna (99, 100).
- Mecanismos de ativação: O mecanismo direto mais comum de ativação dos PGM no gastrocnémio é a sobrecarga mecânica, quer da marcha ou corrida em subida, quer de actividades que exijam uma forte flexão plantar com o joelho fletido. Outros factores como a imobilização prolongada e problemas articulares no joelho e tornozelo podem também contribuir para a ativação (99, 100).
- Agulhamento seco (99, 100):
  - Músculo poplíteo: O doente deve estar em decúbito lateral com a anca e o joelho fletidos a 90°. Palpar o músculo atrás do terço proximal da tíbia e procurar o PGM de inserção. Recomenda-se

a utilização de uma agulha de 0,25 mm x 40 mm ou 0,30 mm x 50 mm, iniciando o tratamento no PGM de inserção e procurando depois o PGM central.

- Músculo gastrocnémio: O doente deve estar em posição prona, mantendo o joelho em semi-flexão. Os PGMs podem ser localizados por palpação e a punção pode ser efectuada com agulhas de diferentes calibres, dependendo da localização do PGM.

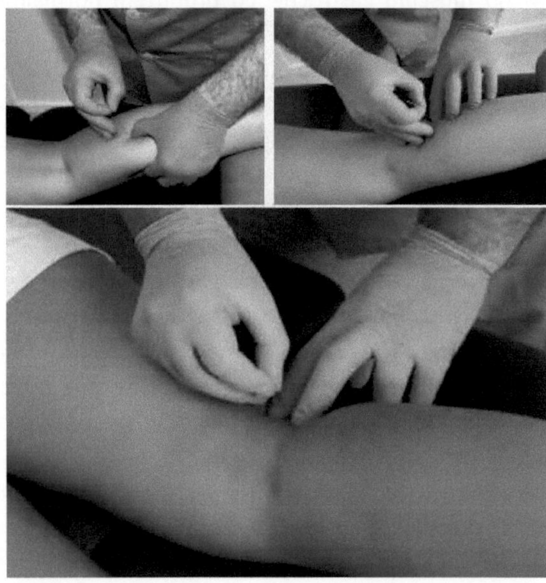

Figura 36. PS em PGM do gastrocnémio (cabeça medial, cabeça lateral e parte proximal da cabeça lateral) (54).

- Perigos e precauções (99, 100):
  - Músculo poplíteo: Evitar a punção acidental do feixe neurovascular, que se encontra na linha média da face posterior da perna. É importante manter a agulha próxima da face posterior da tíbia e utilizar o contacto ósseo como referência.
  - Músculo gastrocnémio: O nervo ciático divide-se nos nervos tibial e peroneal comum na parte posterior da coxa. A anatomia

proximal significa que os PGMs nas porções mais proximais do gastrocnémio estão perto do feixe neurovascular, exigindo uma palpação cuidadosa.

5.4.3. Plantação.

- Pontos-gatilho e dor referida: A dor referida mais comum dos pontos-gatilho miofasciais (MTrPs) no músculo plantar localiza-se principalmente na parte de trás do joelho. Pode também estender-se até ao meio da barriga da perna. Por vezes, a dor pode irradiar para a planta do pé e para a base do dedo grande do pé, embora não seja claro se esta extensão se deve a um PGM do músculo plantar ou a um PGM na cabeça lateral do gastrocnémio (99, 100).
- Agulhamento a seco: Como o músculo plantar está coberto pela cabeça lateral do gastrocnémio, a técnica de agulhamento a seco é a mesma que a utilizada para essa parte do músculo gastrocnémio (99, 100).
- Perigos e precauções: É importante evitar a punção dos vasos poplíteos e dos nervos tibial e peroneal. Para tal, devem ser seguidas as mesmas precauções que para a punção seca das zonas proximais do gastrocnémio e deve ter-se cuidado com a proximidade de estruturas neurovasculares e articulares (99, 100).

5.4.4. Óleo.

- Os PGMs no músculo sóleo estão localizados principalmente medial e lateralmente e podem causar diferentes tipos de dor referida. Os PGMs mais comuns localizam-se medialmente, causando dor no tendão de Aquiles e no calcanhar, semelhante à fascite plantar ou esporão do calcanhar. Os PGMs na parte lateral e superior podem causar dor profunda na barriga da perna, que pode ser confundida com tromboflebite. Também foi observada dor referida à articulação sacro-ilíaca, ao calcanhar e até, em casos raros, à mandíbula (99, 100).

- A dor causada pelos PGMs do sóleo está associada a dificuldades na marcha, especialmente ao subir escadas ou declives, e é por vezes acompanhada de edema no pé ou tornozelo devido a uma diminuição do bombeamento venoso. Estes PGM podem também limitar a flexão dorsal do tornozelo e enfraquecer o reflexo do sóleo (99, 100).
- São frequentemente activados por sobrecarga aguda ou crónica, como a corrida ou a escorregadela, e podem estar relacionados com outros músculos, como o glúteo mínimo ou os isquiotibiais (99, 100).
- Agulhamento seco: Para tratar estes PGMs por agulhamento seco, são utilizadas agulhas de 0,30 mm x 40 mm. O paciente pode estar em decúbito ventral ou lateral, dependendo da localização do PGM. A técnica consiste em palpar o músculo com uma pinça e guiar a agulha entre os dedos que fixam o PGM. Devem ser tomadas precauções especiais para evitar a lesão do nervo tibial e das artérias ou veias tibiais, especialmente quando se tratam PGMs na zona medial do sóleo (99, 100).

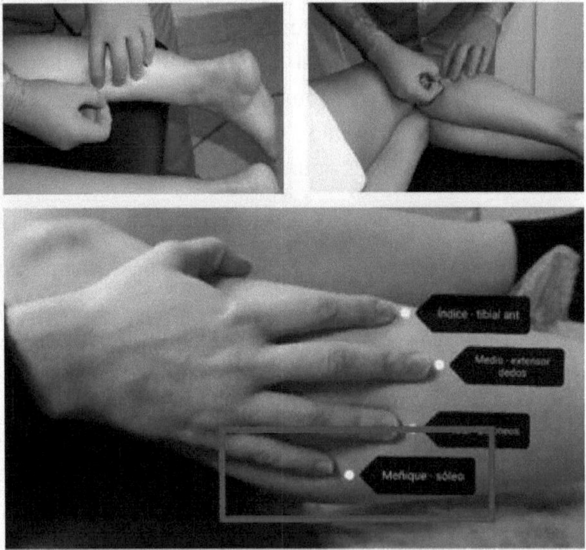

Figura 37. PS em PGM do sóleo (54).

5.4.5. Flexor digitorum longus.

- Os PGMs no músculo flexor longo dos dedos geralmente causam dor referida na parte medial da planta do pé, especialmente proximal aos dedos trifalangeanos. Esta dor pode incluir o tornozelo medial e a barriga da perna, mas raramente afecta o calcanhar. Os PGM neste músculo podem estar relacionados com diagnósticos como a fasceíte plantar e a dor residual após uma entorse do tornozelo. Embora as cãibras nos dedos dos pés estejam mais frequentemente associadas aos flexores intrínsecos, em alguns casos os PGM do flexor longo dos dedos podem também desencadeá-las. Os indivíduos afectados sentem frequentemente dor na planta do pé e nos dedos ao caminhar, o que pode levar à utilização de palmilhas ortopédicas (101, 102).
- Estes PGMs são activados por sobrecargas agudas ou crónicas, como a corrida, especialmente se houver hiperpronação do pé. O uso de calçado inadequado, especialmente com solas rígidas, pode perpetuar estes PGMs (101, 102).
- Agulhamento a seco: Para realizar o agulhamento a seco, o doente é colocado em decúbito lateral com a anca e o joelho fletidos a 90º. O ponto de gatilho é localizado por palpação plana na parte posteromedial da tíbia, afastado dos músculos sóleo e gastrocnémio medial. Uma vez localizado o PGM, uma agulha de 0,25 mm x 40 mm é inserida em direção anterolateral, mantendo-a próxima ou em contacto com o aspeto posterior da tíbia como referência (101, 102).
- Perigos e precauções: É importante evitar o contacto com o feixe neurovascular (nervo tibial e vasos tibial e peroneal posteriores), que se encontra lateral ao músculo. Para evitar complicações, recomenda-se a utilização da face posterior da tíbia como referência, mantendo a agulha junto a esta estrutura (101, 102).

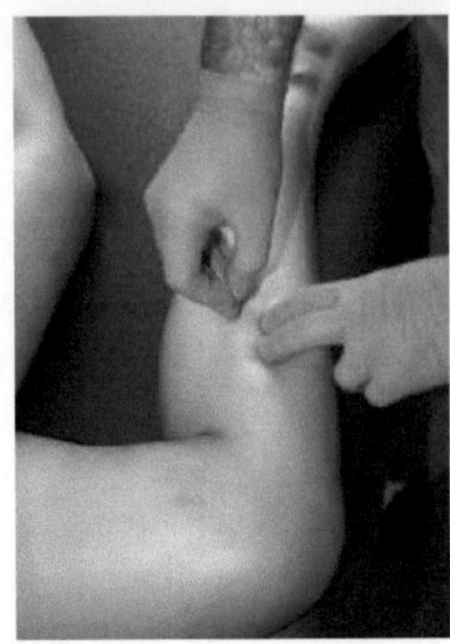

Figura 38. PS em PGM do flexor longo dos dedos (54).

5.4.6. Tíbia posterior.

- Os PGMs no músculo tibial posterior podem estar localizados em diferentes alturas ao longo do músculo e o padrão de dor referida afecta principalmente o tendão de Aquiles, a parte posterior do calcanhar e toda a planta do pé, estendendo-se ocasionalmente aos dedos e à parte central da barriga da perna. Os doentes com MMPs activas neste músculo sentem frequentemente dor ao caminhar ou correr, especialmente em superfícies irregulares, sendo este um dos principais mecanismos desencadeantes. O calçado inadequado e a hiperpronação do pé também contribuem para a ativação destes pontos (101, 102).
- Agulhamento seco: Para realizar o agulhamento seco do músculo tibial posterior, recomenda-se uma técnica semelhante à utilizada para o flexor longo dos dedos, com algumas variações em termos de profundidade e tamanho da agulha. A palpação direta dos PGM é impossível devido à profundidade do músculo, pelo que se aplica pressão posterior através dos músculos da barriga da perna para localizar a zona dolorosa. A agulha é introduzida a partir do aspeto medial da tíbia numa direção anterolateral, certificando-se de que se mantém perto da tíbia como referência. Em casos menos desejáveis, existe uma técnica alternativa em que a agulha é

introduzida a partir da face anterior da perna em direção ântero-posterior, passando através do músculo tibial anterior e da membrana interóssea. No entanto, esta técnica é menos eficaz do ponto de vista terapêutico (101, 102).

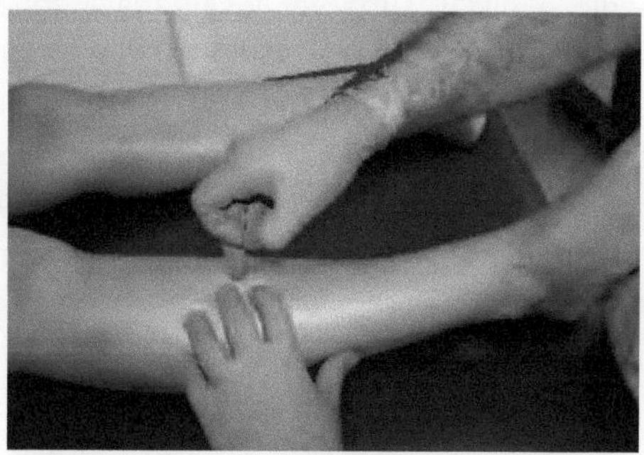

Figura 39. PS em PGM do tibial posterior a partir da frente da perna (54).

- Perigos e precauções: Em ambas as técnicas, existe o risco de afetar estruturas neurovasculares, como os vasos tibiais posteriores e o nervo tibial. Também pode haver o risco de danificar o nervo fibular profundo se a agulha for inserida demasiado profundamente e atravessar a membrana interóssea. Para minimizar estes riscos, a agulha deve ser mantida o mais próximo possível da tíbia (101, 102).

5.4.7. Flexor hallucis longus.

- Os PGM no flexor longo do hálux referem dor principalmente na direção da superfície plantar do dedo grande do pé e da cabeça do primeiro metatarso. A dor está frequentemente relacionada com a marcha e a corrida, especialmente em superfícies irregulares. Estes PGM podem também ser responsáveis por cãibras musculares e, nalguns casos, agravar o hallux valgus (joanete) ao acentuar o valgus da articulação metatarsofalângica (103, 104).
- Agulhamento a seco: Para efetuar um agulhamento a seco do flexor longo do hálux, o paciente deve estar em posição de decúbito

ventral com o pé fora da marquesa. O fisioterapeuta coloca-se ao pé do paciente e procura o ponto mais sensível através de uma palpação plana e profunda, na direção da superfície posterior do perónio, ou imediatamente acima e abaixo da junção dos seus terços médio e distal. Uma vez localizada a zona hiperalgésica, introduz-se uma agulha de 0,30 mm x 40 mm (ou mais, consoante a espessura da barriga da perna) no perónio, anterior e ligeiramente lateral. Embora não seja obrigatório, recomenda-se o contacto com o perónio para confirmar a profundidade e a direção corretas da agulha durante a exploração e o tratamento do PGM (103, 104).

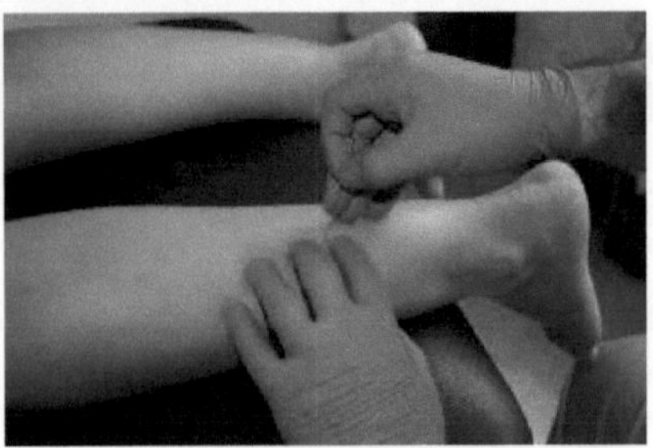

Figura 40. PS em PGM do flexor longo do hálux (54).

- Perigos e precauções: A artéria e as veias peroneais estão parcialmente cobertas pelo músculo flexor longo do hálux, o que aumenta o risco de atravessar estas estruturas vasculares durante a punção. Para minimizar este risco, recomenda-se direcionar a agulha ligeiramente mais para o lado e evitar a parte mais medial do perónio. Se o doente sentir uma picada ou uma sensação de ardor antes de entrar em contacto com o osso, é um sinal de aviso de que a agulha pode estar próxima dos vasos, o que requer um ajuste da direção da agulha e a aplicação de uma pressão hemostática adequada após o procedimento (103, 104).

5.4.8. Tibial anterior.

- Os PGMs do tibial anterior relatam dor principalmente na área onde o tendão cruza o aspeto anteromedial do tornozelo e em direção ao dedo grande do pé. Ocasionalmente, a dor irradia para a tíbia e para a superfície anteromedial do pé. Nalguns casos, a dor pode estar presente na inserção proximal do músculo, no côndilo lateral da tíbia, mas não é claro se se trata de dor referida ou de um PGM nessa área (103, 104).
- O doente com MTP tibial anterior pode sentir fraqueza no tornozelo, levando a tropeções frequentes. Apesar da sobrecarga que este músculo pode sofrer, raramente é relatada dor nocturna devido a estes MTP (103, 104).
- Mecanismos de ativação: Os mecanismos de ativação direta dos PGMs do tibial anterior incluem sobrecargas agudas, como o alongamento excessivo durante a flexão plantar forçada ou a sobrecarga excêntrica de tropeçar. A sobrecarga crónica de caminhar ou correr em subidas, ou mesmo tocar o bumbo de uma bateria, também pode desencadear PGMs neste músculo. No entanto, o encurtamento dos músculos antagonistas da barriga da perna parece ser uma causa frequente para a ativação e persistência destes PGM, tornando essencial o tratamento destes antagonistas (103, 104).
- Agulhamento seco: O paciente é colocado em posição supina, enquanto o fisioterapeuta se senta no lado a ser tratado. O PGM é localizado por palpação plana, e uma agulha de 0,25 mm x 40 mm é passada medialmente até entrar em contacto com a tíbia, que serve de referência. Os PGMs neste músculo são normalmente encontrados superficialmente, na localização periférica das placas motoras (103, 104).

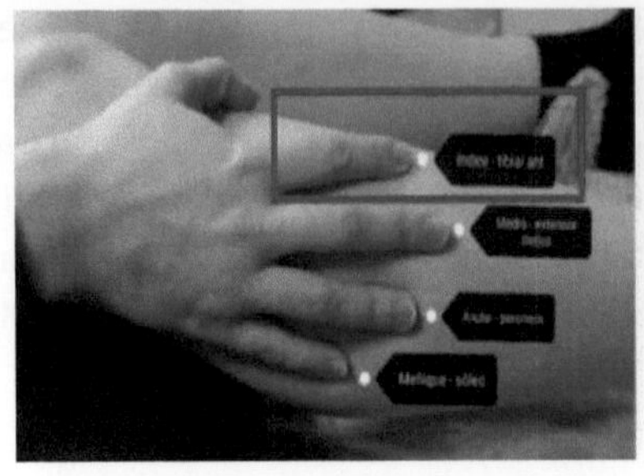
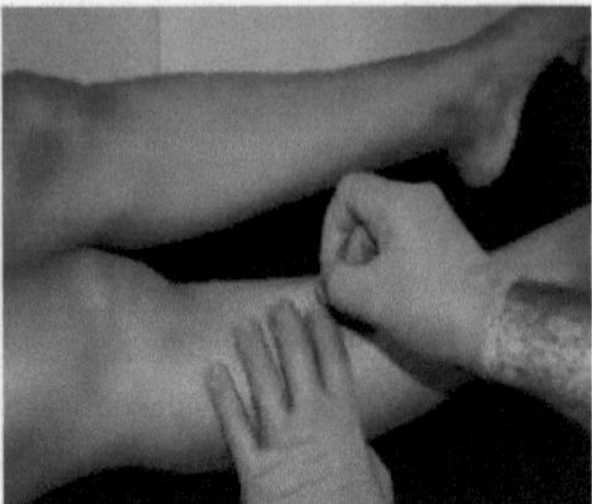

Figura 41. Referência e PS no PGM do tibial anterior (54).

- Perigos e precauções: O feixe neurovascular (artéria e veia tibiais anteriores e o nervo fibular profundo) corre imediatamente a seguir ao tibial anterior. Para evitar danificar estas estruturas, é crucial direcionar a agulha medialmente em direção à tíbia. Existe o risco de desenvolver síndrome do compartimento anterior devido a hemorragia excessiva, especialmente em doentes com coagulopatias ou a tomar anticoagulantes. Nestes casos, para além de considerar a contraindicação do agulhamento seco, é aconselhável utilizar agulhas finas, limitar o uso de técnicas agressivas (como inserções múltiplas) e ter cuidado com a isquémia durante o tratamento e a hemostase subsequente (103, 104).

5.4.9. Peroneus longus e brevis.

- Os PGM dos músculos peroneus longus e peroneus brevis projectam a dor na região do maléolo lateral (acima, atrás e abaixo dele) e ao longo da face lateral do pé. Os PGM do músculo fibular longo podem também projetar dor ao longo da face lateral da perna.
- Sintomas e mecanismos de desencadeamento: Os doentes com PGM nestes músculos apresentam frequentemente fraqueza do tornozelo e uma tendência para entorses e distensões, ou mesmo fracturas. Estas lesões podem levar à imobilização, o que contribui para a perpetuação dos PGMs. Os dois principais mecanismos de ativação dos PGM nos peroneais são (103, 104):

- Sobrecarga excêntrica aguda: causada por um mecanismo de inversão forçada do tornozelo.
- Sobrecarga crónica: resultado de desequilíbrios estáticos ou dinâmicos do pé, como a hiperpronação.

- Os PGM do músculo peroneal são responsáveis pela dor persistente no maléolo lateral após entorses ou fracturas, e o seu tratamento pode melhorar a instabilidade concomitante e facilitar a reeducação proprioceptiva. Além disso, os desequilíbrios do pé, como os pés planos, podem ativar ou perpetuar os PGM peroneais, sugerindo a necessidade de avaliação podológica para corrigir estes problemas com palmilhas. Foi também descrita a possibilidade de os PGM do perónio longo poderem prender o nervo peroneal comum, o que pode levar a fraqueza nos músculos dos compartimentos anterior e lateral da perna e a perda de sensibilidade no dorso do pé (103, 104).
- Agulhamento a seco: O agulhamento a seco de ambos os músculos peroneais é realizado de forma semelhante, com variações devido à sua localização anatómica. Para localizar os PGM, é utilizada uma palpação plana contra o perónio subjacente e uma agulha de 0,25 mm x 40 mm é inserida lateromedialmente em direção ao osso. A melhor posição para a punção é em decúbito dorsal contralateral, com a anca e o joelho fletidos a cerca de 90 graus, o que facilita a manipulação da agulha pelo fisioterapeuta (103, 104).

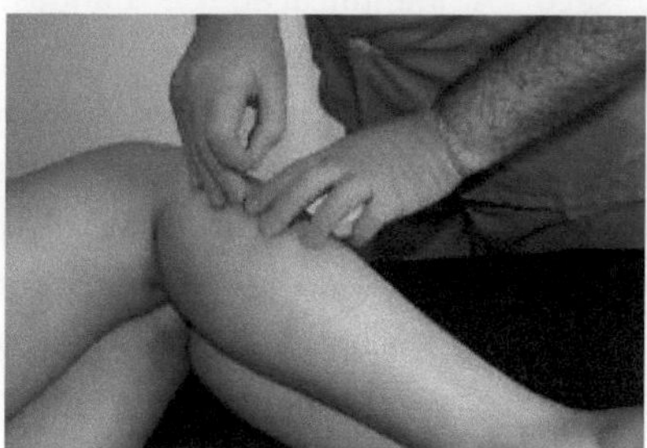

Figura 41. Peroneus longus (54).

- Perigos e precauções: No terço proximal do músculo fibular longo, existe o risco de punção acidental do nervo fibular comum, que passa sob o músculo a esse nível. Ao puncionar o músculo fibular curto, deve evitar-se uma direção demasiado anterior da agulha para não lesionar o nervo fibular superficial, que passa entre o músculo fibular curto e o terceiro músculo fibular (103, 104).

5.4.10. Terceiro peroneal.

- O padrão de dor referida dos pontos-gatilho miofasciais (PTM) do terceiro músculo fibular projecta-se principalmente para o aspeto anterolateral do tornozelo e, por vezes, para a superfície lateral do calcanhar. Os PTM deste músculo podem também contribuir para uma sensação de fraqueza no tornozelo, semelhante à causada pelos PTM dos outros dois músculos fibulares (longo e curto) (103, 104).
- Mecanismos de ativação: O terceiro peroneu partilha alguns mecanismos de ativação com o peroneu longo e o peroneu curto. No entanto, os seus PGMs podem ser activados diretamente devido à sobrecarga ou overstretching produzidos por manobras de inversão forçada combinadas com flexão plantar do tornozelo, como ocorre em actividades como caminhadas e certos desportos que envolvem movimentos repetitivos do tornozelo nessa posição (103, 104).
- Agulhamento seco: A identificação de bandas apertadas e a elicitação de respostas locais de contração (REL) neste músculo é difícil por palpação. Para localizar os PGM, o paciente é colocado em posição supina e é solicitada uma flexão dorsal do tornozelo combinada com eversão e extensão dos dedos dos pés. Isto permite a visualização ou a palpação do tendão do músculo. Procura-se então a hiperalgesia na zona anterolateral do terço distal da perna, pressionando em direção ao perónio. Uma vez identificado o PGM, introduz-se uma agulha de 0,25 mm x 40 mm no sentido ântero-posterior com uma ligeira inclinação lateral, procurando o contacto com o perónio para confirmar a localização correta (103, 104).

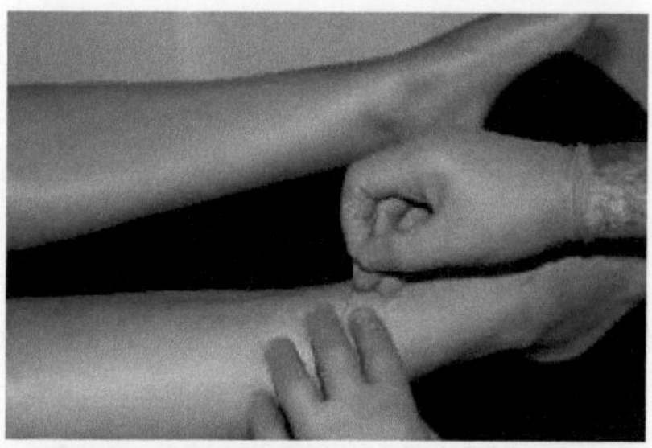

Figura 42: Terceiro peroneal (54).

- Perigos e precauções: Existe o risco de punção acidental do nervo peroneal superficial, que corre entre o terceiro peroneal e o peroneus brevis. Para o evitar, é importante não dirigir a agulha excessivamente para o lado, pois isso aumenta a possibilidade de contacto com o nervo. Deve ter-se o cuidado de assegurar que a agulha atinge o perónio para minimizar este risco (103, 104).

5.4.11. Extensor digitorum longus.

- As pMJP do extensor longo dos dedos podem ser encontradas em diferentes alturas da perna e, frequentemente, projectam a sua dor para baixo do dorso do pé e dos dedos, por vezes atingindo quase metade da perna acima e as pontas do segundo ao quarto dedos abaixo. Os sintomas dolorosos associados podem incluir uma sensação de fraqueza na dorsiflexão do tornozelo, que afecta o controlo da queda do pé durante a marcha. Esta fraqueza pode ser especialmente intensa se os PGMs causarem aprisionamento do nervo fibular profundo, o que pode causar neuroapraxia, afectando a força dos músculos que inerva, como o tibial anterior, o extensor longo dos dedos, o extensor longo do hálux e o terceiro fibular. Em muitos casos, os efeitos desta neuroapraxia podem desaparecer em poucos minutos após o tratamento dos PGMs do extensor longo dos dedos (101, 102, 103, 104).
- Os mecanismos mais comuns de ativação dos PGMs no extensor longo dos dedos incluem (101, 102, 103, 104):

- Sobrecargas agudas: causadas por tropeções, quedas, entorses do tornozelo com flexão plantar, flexão dos dedos e inversão.
- Sobrecargas crónicas: que podem resultar de um encurtamento ou alongamento sustentado do músculo. Exemplos disso são a utilização prolongada dos pedais de um automóvel, o uso de saltos altos ou certos hábitos de sentar com os pés flectidos debaixo da cadeira.
- Além disso, mecanismos indirectos, como a radiculopatia lombar ou a presença de PGMs latentes nos músculos flexores plantares, podem ser factores importantes no desenvolvimento e perpetuação de PGMs neste músculo.

- Clínica (101, 102, 103, 104):
  - Dor: no dorso do pé e nos dedos.
  - Fraqueza: na dorsiflexão do tornozelo.
  - Cãibras: cãibras musculares nocturnas.
  - Músculos associados: flexores plantares.
- A técnica de agulhamento seco para o extensor longo dos dedos é efectuada da seguinte forma (101, 102, 103, 104):
  - Posição do doente: Em decúbito dorsal, com o fisioterapeuta sentado no lado a tratar.
  - Localização do PGM: Através de uma palpação plana, o PGM é localizado e fixado por bifurcação entre dois dedos.
  - Inserção da agulha: É inserida uma agulha de 0,25 mm x 40 mm com uma trajetória anteroposterior, ajustando ligeiramente o ângulo lateral, neutro ou, muito raramente, medial, dependendo da localização do PGM. A agulha deve ser direcionada para o osso do perónio.

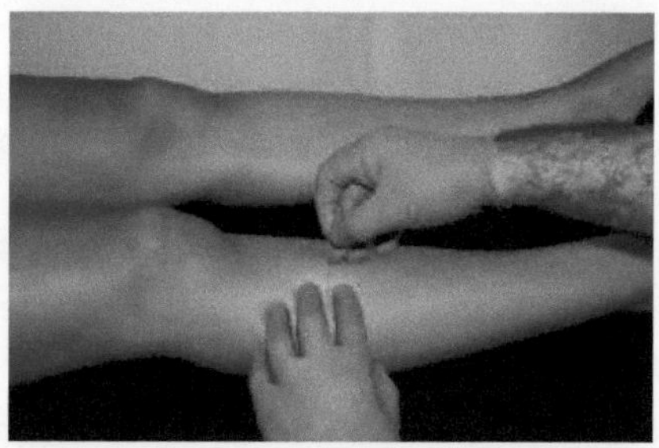

Figura 43. Extensor longo dos dedos (54).

- Perigos e precauções: O nervo fibular profundo situa-se abaixo da parte proximal do extensor longo dos dedos, entre este músculo e o tibial anterior na parte inferior da perna. Por conseguinte, é essencial direcionar a agulha para o perónio para minimizar, mas não eliminar, o risco de contacto indesejado com o nervo. Se a agulha for direcionada excessivamente para o lado e superficialmente, a agulha pode romper com o nervo fibular superficial, que corre lateralmente ao extensor longo dos dedos. A variabilidade na localização das veias e da artéria tibial anterior em relação à fíbula também aconselha a procura da fíbula como uma opção mais segura durante o procedimento (101, 102, 103, 104).

5.4.12. Extensor hallucis longus.

- Os pontos de gatilho miofasciais (MTrPs) do extensor longo do hálux apresentam um padrão de dor referida que ocupa principalmente o dorso do primeiro metatarso e pode estender-se proximalmente à localização do MTrP e distalmente à ponta do dedo grande do pé. Um fisioterapeuta espanhol documentou um padrão de dor diferente em doentes submetidos a um mecanismo de inversão forçada do tornozelo, que se projecta para o fascículo anterior do ligamento deltoide. Numa série de 20 doentes, o tratamento deste PGM foi bem sucedido na melhoria da dor frequentemente insidiosa deste ligamento, que é uma sequela comum das entorses externas do tornozelo. Para além da dor, os PGMs do extensor longo do hálux podem causar uma sensação de fraqueza na dorsiflexão do tornozelo, embora não causem aprisionamento nervoso. À semelhança do extensor longo dos dedos, estes PGM podem estar associados a cãibras, quer durante a noite, quer durante actividades desportivas como a natação (105, 106).

- Os mecanismos de ativação e perpetuação dos PGM no extensor longo do hálux são muito semelhantes aos do extensor longo dos dedos. Estes incluem (105, 106):
  - Sobrecargas agudas: Podem ser causadas por actividades que envolvem uma dorsiflexão excessiva, como tropeçar ou entorses do tornozelo.
  - Uso excessivo crónico: O uso prolongado de calçado inadequado ou hábitos posturais que mantêm o músculo sob tensão podem contribuir para o desenvolvimento de MMPs.
- Clínica (105, 106):
  - Dor: Na face dorsal do primeiro metatarso.
  - Fraqueza: na dorsiflexão do tornozelo.
- A técnica de agulhamento seco (DOT) para os PGMs do extensor longo do hálux é semelhante à do extensor longo dos dedos, com exceção da sua localização mais caudal e ligeiramente mais medial (105, 106):
  - Posição do doente: Em decúbito dorsal.
  - Localização do PGM: Palpação para identificar o PGM no músculo.
  - Inserção da agulha: É utilizada uma agulha de 0,25 mm x 40 mm. A agulha deve ser dirigida para o perónio com uma ligeira angulação lateral, contactando com o osso como referência para determinar a profundidade e sondando ligeiramente medial ao osso, explorando assim a parte mais medial do músculo que se insere na membrana interóssea.

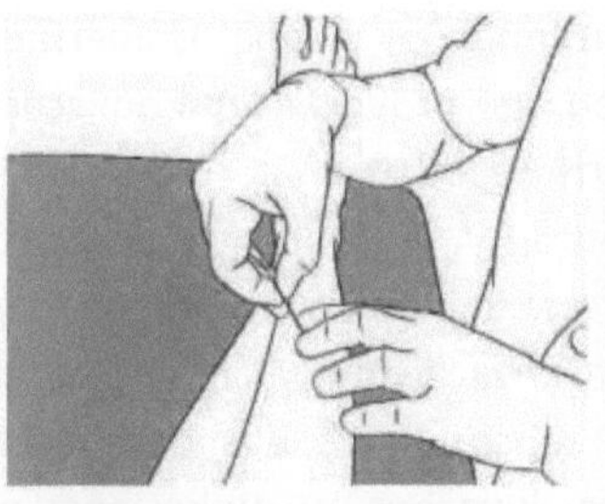 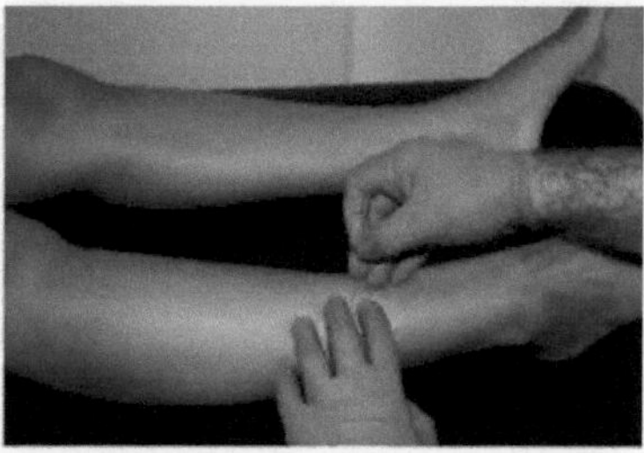

Figura 43. Extensor hallucis longus (53, 54).

- Perigos e precauções: Na parte proximal do extensor longo do hálux, o feixe neurovascular formado pelos vasos tibiais anteriores e pelo nervo fibular profundo situa-se lateralmente ao tendão do músculo, na parte superior e carnuda, onde se encontram habitualmente os PGM. Este feixe neurovascular encontra-se medialmente ao músculo, entre o músculo e o tibial anterior. Por esta razão, a PS dos PGM do extensor longo do hálux comporta o risco de afetar estas estruturas. Para minimizar o risco, devemos evitar inserir a agulha demasiado perto da borda medial do músculo e dirigir a agulha com um viés lateral em direção à fíbula (105, 106).

5.4.13. Flexor curto dos dedos do pé e extensor curto dos dedos do pé.

- Os pontos de gatilho miofasciais (MTPs) dos músculos extensor curto dos dedos e extensor curto do hálux produzem um padrão de dor referida que se espalha pelo dorso médio do pé e pode abranger toda a região metatarsal. Esta dor é frequentemente sentida como um desconforto difuso na zona, que pode dificultar a mobilidade do pé e limitar a capacidade de realizar actividades diárias (105, 106).
- Os mecanismos de ativação dos PGM nestes músculos podem ser diretos ou uma combinação de diretos e indirectos. Alguns dos principais factores que podem contribuir para a sua ativação são descritos abaixo (105, 106):

- Compressão excessiva: O uso prolongado de sapatos apertados ou o hábito de se apoiar no pé pode provocar uma ativação e perpetuação dos PGM nos extensores curtos.
- Sobrecarga e sobrealongamento: A sobrecarga excêntrica devido a entorses que forçam a inversão do tornozelo, associada à flexão plantar, pode causar a ativação dos PGMs tanto nos extensores curtos como no extensor longo dos dedos. Esta sobrecarga pode também causar luxações ou subluxações nas articulações metatarsofalângicas, resultando numa ativação persistente dos PGMs.
- Diagnóstico confuso: Esta situação pode levar a diagnósticos errados, como "entorse do pé", em que o doente sente dor no dorso do pé sem os sinais típicos de uma entorse externa do tornozelo. Este desconforto é muitas vezes atribuído a lesões dos ligamentos mediais do tornozelo, mas pode estar relacionado com a ativação dos PGM do extensor curto do polegar. A ativação dos PGMs do extensor longo dos dedos durante o mesmo trauma também pode ser um mecanismo indireto que perpetua a atividade dos PGMs do extensor curto.

- Clínica: Dor no aspeto medial do dorso do pé. Músculos relacionados: extensor longo dos dedos (105, 106).
- A técnica de agulhamento a seco para tratar os MMPs no extensor curto do polegar é a seguinte: Em posição supina. A banda apertada e o PGM são identificados por palpação plana. Uma agulha de 0,16 mm x 25 mm é inserida perpendicularmente à pele na direção do PGM até entrar em contacto com o osso subjacente (105, 106).

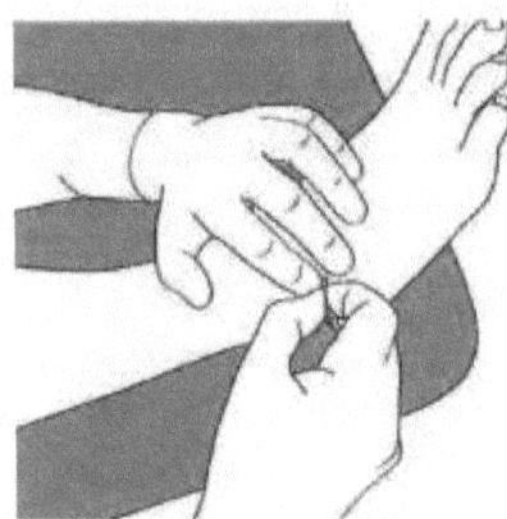

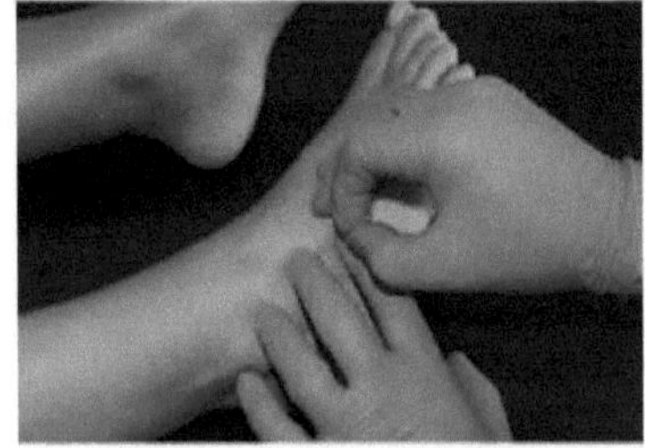

Figura 44. Extensor curto do dedo grande do pé (53, 54).

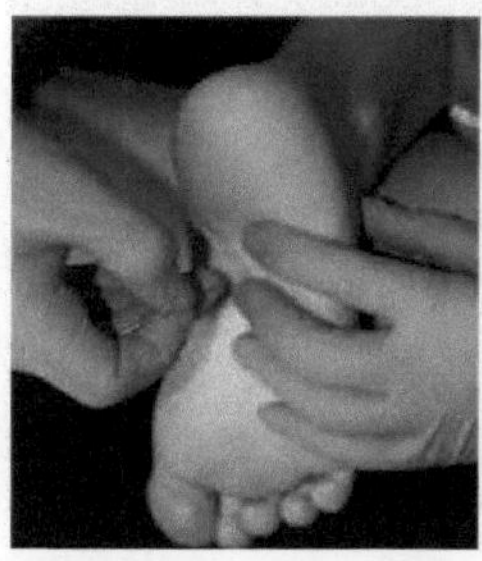
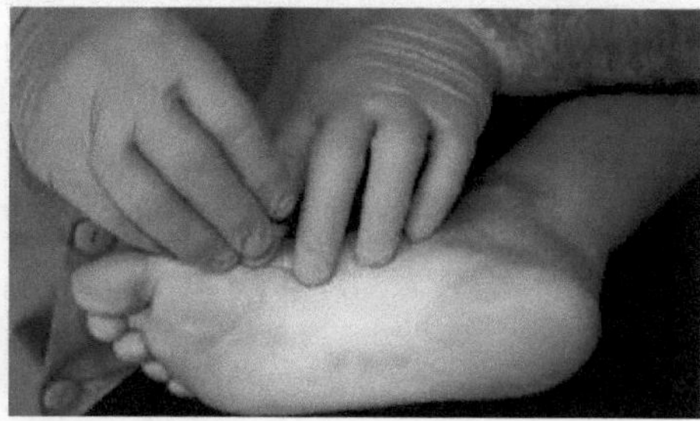

Figura 45: Flexor curto dos dedos grandes do pé (53, 54).

- Riscos e precauções: É essencial estar ciente dos seguintes riscos ao efetuar agulhamento seco nesta área (105, 106):
  - Nervo peroneal profundo e vasos dorsais do pé: Estas estruturas correm ao longo do bordo medial do músculo extensor curto dos dedos. Por conseguinte, ao efetuar a punção, deve evitar-se a inclinação medial da agulha.
  - Pré-inspeção: Recomenda-se uma inspeção visual da área antes de inserir a agulha para identificar vasos sanguíneos cutâneos ou ramos do nervo cutâneo dorsal medial, que se origina do nervo peroneal superficial. Isto ajuda a evitar punções acidentais destas estruturas e a minimizar os riscos durante o procedimento.

5.4.14. Abdutor do dedo grande do pé.

- Os pontos-gatilho miofasciais (MTPs) do músculo abdutor do hálux estão associados a um padrão de dor referida que se localiza principalmente na borda medial do calcanhar. Esta dor pode estender-se ao aspeto posterior e medial do médio-pé, bem como ao arco plantar interno. Este padrão de dor pode ser significativo na avaliação de pacientes com dor no pé (107, 108).
- Os PGMs do músculo abdutor do hálux podem ser activados por vários factores (107, 108):

- Uso de sapatos apertados: A pressão constante exercida por sapatos que não se ajustam corretamente pode levar à ativação de PGMs.
- Traumatismo: As lesões do pé, incluindo fracturas, podem contribuir para a ativação do PGM neste músculo.
- Sobrecargas crónicas: Condições como os pés planos ou a hipopronação podem levar a sobrecargas que activam os PGM. Isto é comum em estruturas do pé com uma morfologia particular, o que pode levar a uma mecânica incorrecta do pé.
- Fascite plantar: Os PGM activos são frequentemente encontrados em doentes diagnosticados com fasceíte plantar e o tratamento destes pontos de gatilho contribui frequentemente para a melhoria clínica do doente.

- Clínica: Dor no bordo medial do calcanhar e no aspeto medial do mediopé (107, 108).
- Músculos relacionados: Pode estar associado a outros músculos intrínsecos do pé, como os flexores e extensores dos dedos (107, 108).
- A técnica de agulhamento seco para tratar os PGMs no músculo abdutor do hálux é a seguinte (107, 108):
  - Posição do doente: O doente pode estar em decúbito homolateral ou em decúbito dorsal com a anca em rotação externa. Em ambos os casos, o joelho deve estar ligeiramente fletido para facilitar o acesso à face medial do pé.
  - Acesso do fisioterapeuta: O fisioterapeuta senta-se ao lado do doente ao nível do joelho. O joelho do doente deve ser bloqueado pelo braço e pela axila do fisioterapeuta para evitar movimentos bruscos do pé durante o procedimento, garantindo assim um acesso confortável ao pé.
  - Localização do PGM: A palpação plana é utilizada para localizar o PGM e é inserida uma agulha de 0,16 mm x 25 mm na direção do PGM, com o objetivo de atingir o osso subjacente. Nesta posição, o dedo grande do pé do doente está livre para se mover,

permitindo a deteção de respostas locais (REL), como o movimento do dedo do pé em direção à abdução ou flexão.

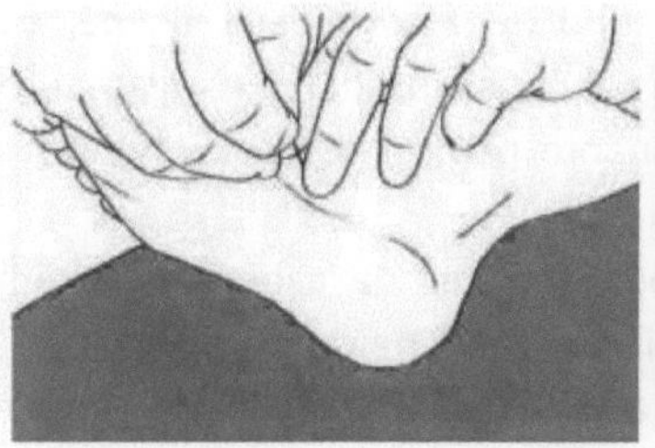 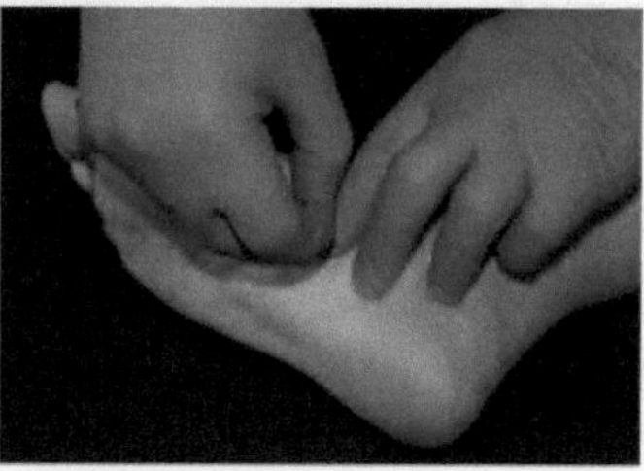

Figura 46. Abdutor do dedo grande do pé (53, 54).

- Perigos e precauções: É essencial seguir certas precauções quando se efectua o agulhamento seco nesta área para evitar complicações. No terço proximal do músculo, o feixe neurovascular formado pelos vasos tibiais posteriores e pelos nervos plantares medial e lateral situa-se imediatamente abaixo do músculo. Por conseguinte, deve ter-se cuidado ao inserir a agulha nesta área para evitar lesões. Seguindo estas diretrizes, o agulhamento seco pode ser realizado de forma eficaz e segura, aliviando a dor associada aos PGMs do músculo abdutor do hálux e melhorando a função do pé (107, 108).

5.4.15. Abdutor do quinto dedo.

- Os pontos de gatilho miofasciais (MTrPs) do músculo abdutor do quinto dedo do pé podem ser encontrados em vários locais ao longo do comprimento do músculo abdutor do quinto dedo do pé. Geralmente projectam a dor referida para o aspeto plantar da cabeça do quinto metatarso e podem estender-se tanto distalmente como, especialmente, proximalmente, incluindo partes do próprio metatarso (107, 108).
- Os PGMs no músculo abdutor do quinto dedo podem ser activados por vários factores, incluindo (107, 108):
    - Sapatos apertados: à semelhança de outros músculos intrínsecos do pé, o uso de sapatos que não se ajustam

corretamente pode ser tanto um fator de desencadeamento como de perpetuação de PGMs neste músculo.

- Hiperpronação do pé: Este tipo de deformidade do pé, que provoca uma carga excessiva sobre os músculos e os ligamentos, pode ser um fator determinante para o desenvolvimento de MMPs no abdutor do quinto dedo.

- Clínica: Dor localizada no aspeto plantar da cabeça do quinto metatarso, frequentemente irradiando para o metatarso e causando desconforto durante actividades que envolvam carga no pé (107, 108).
- Músculos relacionados: Embora o foco seja o abdutor do quinto dedo do pé, a ativação de outros músculos intrínsecos do pé também pode estar envolvida (107, 108).
- A técnica de agulhamento seco para PGMs do músculo abdutor do polegar do quinto dedo é efectuada da seguinte forma (107, 108):
    - Posição do doente: O doente deve ser posicionado em decúbito contralateral, com o membro inferior afetado atrás do membro sadio. Isto permite que o bordo medial do pé afetado repouse na maca, deixando o bordo lateral acessível para tratamento.
    - Acesso do fisioterapeuta: O fisioterapeuta é posicionado de forma semelhante à técnica utilizada na punção do abdutor do hálux.
    - Localização e punção dos PGM: Os PGM podem ser palpados pressionando o músculo contra o quinto metatarso, utilizando uma técnica de palpação em pinça. Uma agulha de 0,16 mm x 25 mm é inserida medial e dorsalmente ao osso subjacente. Nesta posição, o quinto dedo do pé está livre para se mover, permitindo a observação de respostas locais (REL), tais como movimentos de abdução e flexão do dedo do pé durante a punção.

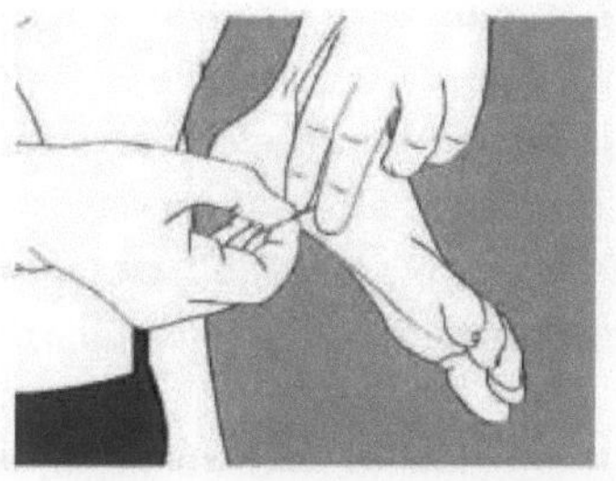
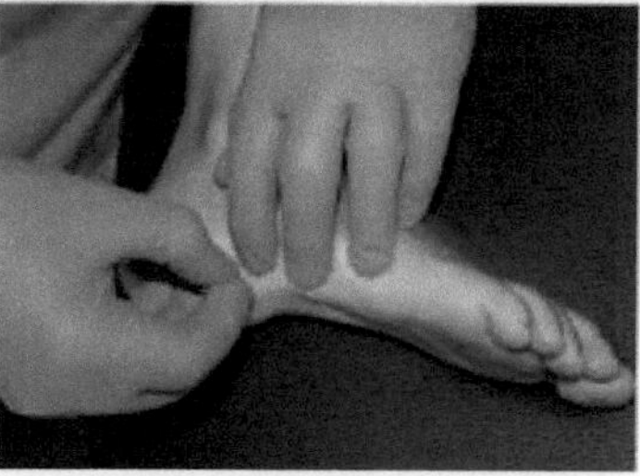

Figura 47. Abdutor do quinto dedo (53, 54).

- Perigos e precauções Ao efetuar o agulhamento a seco, devem ser tomadas certas precauções para evitar complicações: A estreita relação entre os vasos e nervos plantares laterais e o bordo inferomedial do músculo abdutor do quinto dedo do pé sugere que a agulha deve ser inserida na direção lateromedial, com uma inclinação dorsal, para minimizar o risco de punção acidental destas estruturas (107, 108).

5.4.16. Flexor digitorum brevis.

- Os pontos de gatilho miofasciais (MTrPs) do músculo flexor curto dos dedos geram dor referida que se projecta principalmente para a zona plantar, especificamente para as cabeças do segundo ao quarto metatarsos, podendo por vezes estender-se à cabeça do quinto metatarso (109).
- Os PGMs neste músculo podem ser activados por um número de factores, incluindo (109):
  - Actividades físicas: andar na ponta dos pés, usar saltos altos, dançar e andar em superfícies irregulares ou instáveis podem desencadear ou perpetuar a atividade do PGM no flexor curto dos dedos.
  - Alterações biomecânicas: Problemas como pés chatos ou hiperpronação também podem contribuir para a presença e persistência de PGMs neste músculo. Em alguns casos, pode ser necessária uma consulta com um podologista para criar uma palmilha corretiva, embora esta possa inicialmente agravar os

sintomas até que os PGMs nos músculos envolvidos sejam tratados.

- Relação com outros músculos: É importante referir a relação entre os PGM do flexor curto dos dedos e os dos músculos da barriga da perna, como o gastrocnémio, o sóleo, o flexor longo dos dedos e o tibial posterior, que também podem projetar a dor para a planta do pé.

- Clínica: Os doentes apresentam normalmente metatarsalgia, ou seja, dor no antepé, especificamente nas cabeças dos metatarsos (109).
- Músculos relacionados: Para além do flexor curto dos dedos, está relacionado com os músculos gastrocnémio, sóleo, flexor longo dos dedos e tibial posterior (109).
- A técnica de agulhamento seco para PGMs do músculo flexor curto dos dedos é efectuada da seguinte forma (109):
  - Posição do doente: O doente pode estar em decúbito dorsal ou em decúbito ventral.
  - Localização dos PGM: A palpação plana é utilizada para explorar a planta do pé em busca de áreas de sensibilidade focal à pressão. Pode ser difícil distinguir se a sensibilidade se deve ao PGM do flexor curto dos dedos, a problemas da aponeurose plantar, ao músculo quadrado plantar ou a uma combinação destes factores.
  - Teste de avaliação: Um teste útil consiste em manter uma pressão dolorosa sobre a zona hiperalgésica e depois estender passivamente as articulações metatarsofalângicas dos dedos dos pés. Se isto aumentar a dor, sugere um problema na aponeurose plantar. Se, por outro lado, o alongamento da aponeurose reduzir a dor, é provável que os PGM do flexor curto dos dedos ou do quadrado plantar sejam os responsáveis.
  - Realização da punção: O agulhamento a seco é geralmente eficaz para as dores plantares, independentemente da causa específica. Recomenda-se a utilização de uma agulha de 0,25 mm x 40 mm, dirigindo-a para a zona sensível no sentido plantar

para dorsal, até atingir o osso como referência, assegurando que as estruturas envolvidas foram atravessadas.

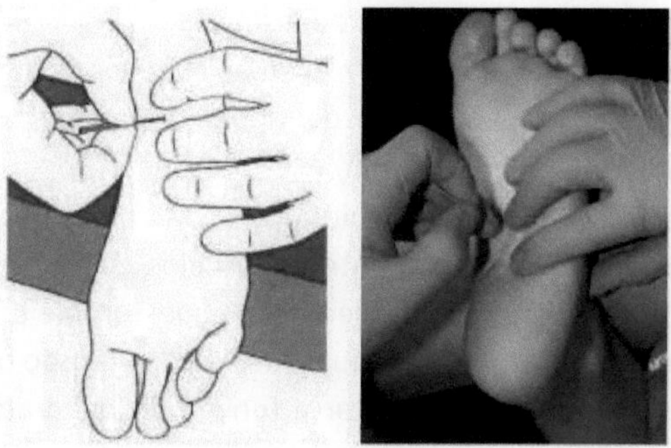

Figura 48. Flexor digitorum brevis (53, 54).

- Perigos e precauções: É essencial estar ciente da proximidade dos vasos e nervos plantares laterais e, em menor grau, do nervo plantar medial, que correm entre o músculo flexor curto dos dedos e o músculo quadrado plantar. A identificação e o tratamento corretos dos PGM do músculo flexor curto dos dedos através de agulhamento seco podem proporcionar um alívio significativo da dor e melhorar a função do pé (109).

5.4.17. Plantar quadrado.

- Os pontos de gatilho miofasciais (MTPs) do músculo quadrado plantar projectam frequentemente a sua dor referida em toda a superfície plantar do calcanhar. A identificação e palpação destes MTrPs pode ser um desafio, uma vez que a sua localização é frequentemente obscurecida por (110).
  - Tecidos moles: Pele e aponeurose plantar.
  - Músculos adjacentes: Como o flexor curto dos dedos (PGM na cabeça medial) e o abdutor quintii dos dedos (PGM na lateral), que podem ter os seus próprios PGMs activos.
- Os mecanismos que activam e perpetuam os PGMs do músculo quadrado plantar são semelhantes aos do flexor curto dos dedos e podem incluir (110):

- Actividades físicas: certas actividades que requerem uma utilização prolongada ou inadequada do pé, como andar ou correr em superfícies duras ou instáveis.
- Alterações biomecânicas: Problemas estruturais do pé, como a hiperpronação ou a falta de apoio adequado, que podem contribuir para a dor plantar.
- Relação com outros músculos: Os PGMs do quadrado plantar estão relacionados com outros músculos da barriga da perna, como o gastrocnémio, o sóleo, o tibial posterior e o flexor longo dos dedos, bem como o abdutor do hálux. A tensão ou disfunção destes músculos pode afetar a função do quadrado plantar e vice-versa.

- Clínica: Os doentes podem sentir dor em toda a planta do pé, particularmente no calcanhar, o que pode afetar a sua capacidade de realizar actividades diárias (110).
- Músculos relacionados: Para além do quadrado plantar, estão envolvidos o gastrocnémio, o sóleo, o tibial posterior, o flexor longo dos dedos e o abdutor do hálux (110).
- A técnica de agulhamento seco recomendada para o tratamento dos PGMs do quadrado plantar é descrita da seguinte forma (110):
    - Palpação: Seguir as instruções anteriores para localizar os PGMs do flexor curto dos dedos, utilizando a palpação plana e explorando a planta do pé para áreas hipersensíveis.
    - Técnica de punção: Existem duas abordagens para a punção:
    - A técnica recomendada envolve a inserção da agulha numa direção plantar para dorsal até atingir o osso subjacente, tal como descrito para o flexor curto dos dedos.
    - Uma abordagem alternativa envolve a inserção da agulha numa direção mediolateral, logo abaixo do plano ósseo, o que pode ser mais tolerável para o doente e com menor risco de punção acidental. No entanto, alguns autores consideram que esta técnica é menos eficaz e deve ser reservada para doentes com pouca dor.

- Perigos e precauções: Os perigos e precauções durante o agulhamento seco dos PGMs do músculo quadrado plantar são semelhantes aos descritos para o flexor curto dos dedos. É crucial considerar o seguinte (110):
    - Proximidade de estruturas neurovasculares: A proximidade de nervos e vasos plantares pode aumentar o risco de lesões durante a punção, pelo que a assepsia e as precauções de segurança devem ser rigorosamente respeitadas durante o procedimento.
    - A identificação e o tratamento dos PGM do músculo quadrado plantar através de agulhamento seco podem ajudar significativamente a reduzir a dor plantar e a melhorar a qualidade de vida dos doentes que sofrem de metatarsalgia ou de dor crónica no pé.

5.4.18. Flexor digitorum brevis do dedo grande do pé.

- Os pontos-gatilho miofasciais (MTrP) do músculo flexor curto do hálux caracterizam-se por um padrão de dor referida que se projecta principalmente para: as superfícies plantar e medial da cabeça do primeiro metatarso. Por vezes, a dor estende-se a todo o dedo grande do pé e a parte do segundo dedo do pé. Estes PGMs podem ser responsáveis por sintomas como cãibras no dedo grande do pé. Também se observou que causam alterações de sensibilidade sob a forma de formigueiro ou inchaço na parte distal do pé, especialmente quando associados aos PGM do flexor curto dos dedos e do adutor do hálux (111).
- Os PGMs do flexor curto do hálux podem ser activados por vários factores, incluindo (111).
    - Calçado inadequado: O uso de sapatos demasiado apertados ou com um design inadequado pode desencadear a ativação destes pontos.
    - Traumatismo: As fracturas dos ossos do pé ou qualquer outro tipo de traumatismo na zona podem ser responsáveis.
- Factores de perpetuação (111).

- Arrefecimento do pé.
- Andar em terrenos irregulares ou instáveis.
- Hiperpronação do pé, que pode estar associada a disfunções biomecânicas.
- Além disso, os PGMs de outros músculos sinérgicos ou relacionados que projectam dor para a planta do antepé, como o tibial posterior, o flexor longo do hálux, o abdutor do hálux, o flexor curto dos dedos e os interósseos, podem contribuir para a ativação e perpetuação dos PGMs do flexor curto dos dedos.

- Clínica: A dor ocorre normalmente nas superfícies plantar e medial da cabeça do primeiro metatarso, o que pode influenciar a função normal do pé (111).
- Músculos relacionados: Músculos frequentemente associados com os PGMs do flexor curto dos dedos incluem: Tibial posterior, flexor longo do hálux, abdutor do hálux, flexor curto dos dedos, interósseo (111).
- A técnica de agulhamento a seco para os PGMs do flexor curto dos dedos do pé é efectuada da seguinte forma (111):
  - Posicionamento do doente: O doente deve estar em decúbito lateral sobre o lado afetado.
  - Localização e palpação: O PGM é localizado por palpação plana e a pressão é mantida.
  - Inserção da agulha: É utilizada uma agulha de 0,25 mm x 40 mm. A agulha é inserida imediatamente abaixo do primeiro osso metatársico, numa direção mediolateral. A profundidade de inserção depende do facto de se pretender atingir apenas a cabeça medial ou lateral.
  - Confirmação da punção: Observa-se o aparecimento de movimentos bruscos de flexão plantar na articulação metarso-falângica do dedo grande do pé, o que confirma a punção correta do PGM.

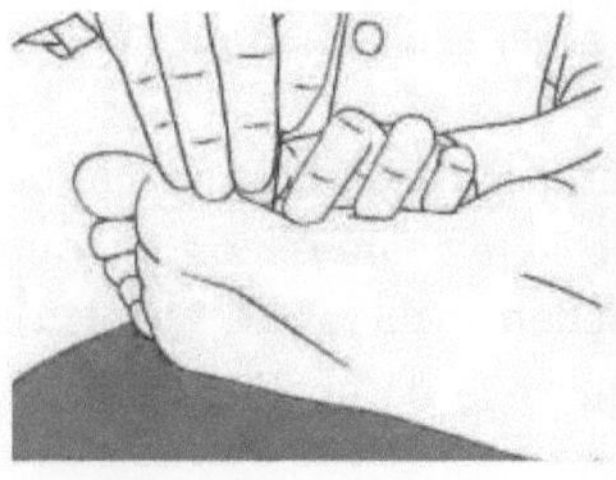 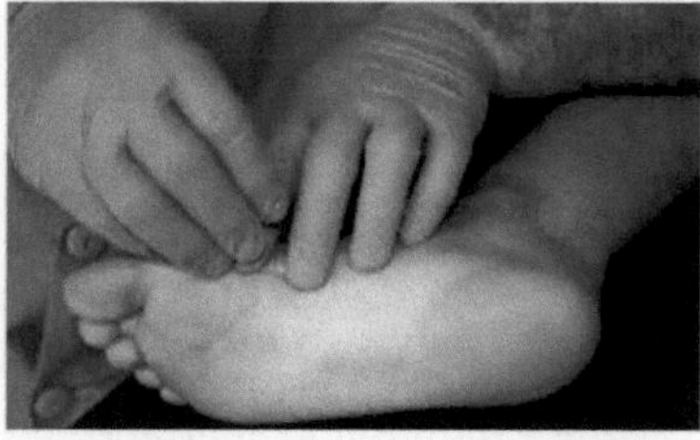

Figura 49. Flexor digitorum brevis e adutor hallucis (53, 54).

- Perigos e precauções (111):
  - Risco de punção do nervo: Dependendo da altura do PGM, existe a possibilidade de a agulha entrar em contacto com o próprio nervo digital ou, mais frequentemente, com o nervo digital comum, que está localizado perto do aspeto plantar da cabeça medial do músculo. Por conseguinte, a agulha deve ser mantida perto do osso e devem ser tomadas as precauções adequadas.
  - Risco vascular: Durante o procedimento, a agulha pode atravessar o arco venoso cutâneo plantar ou, raramente, a artéria plantar medial. Por conseguinte, é essencial manter uma pressão adequada durante a punção com a mão palpadora e efetuar uma boa hemostase imediatamente após a punção.
  - O tratamento adequado dos PGM do músculo flexor curto dos dedos através de agulhamento seco pode ser uma abordagem eficaz para aliviar a dor e melhorar a função do pé em doentes com dor plantar crónica.

5.4.19. Adutor do hálux.

- Os pontos-gatilho miofasciais (PGM) do músculo adutor do hálux têm um padrão de dor referida que se estende ao longo da planta do pé, cobrindo especificamente a área entre as cabeças do primeiro e do quarto metatarsos. Além disso, tal como os PGM de outros músculos, como o flexor curto do hálux ou o flexor curto dos dedos, podem causar disestesia, que se manifesta como sensações de formigueiro e inchaço em toda a parte distal do pé (109, 110, 111).

- Os mecanismos de ativação e perpetuação dos PGMs no adutor do hálux do dedo grande do pé são semelhantes aos de outros músculos intrínsecos do pé. Estes podem incluir (109, 110, 111):
  - Calçado inadequado: calçado que não dá apoio suficiente ou que é demasiado apertado.
  - Traumatismo: Lesões no pé, incluindo fracturas ou entorses.
  - Factores de perpetuação: Hiperpronação, andar em superfícies irregulares, arrefecimento do pé.
- Agulhamento seco (109, 110, 111):
  - Técnica para a cabeça oblíqua: A cabeça oblíqua do músculo adutor do hálux situa-se no mesmo plano que o flexor curto do hálux, em contacto com a sua cabeça lateral. A técnica de agulhamento seco para esta cabeça é semelhante à descrita para o flexor curto dos dedos, mas a inserção da agulha é mais profunda e lateral. Com o paciente em decúbito lateral, o dedo grande do pé deve ser deixado livre para permitir o movimento. A agulha (0,25 mm x 40 mm) é inserida em direção lateral, e o aparecimento de movimentos bruscos do dedo grande do pé em direção ao segundo dedo confirmará a correta punção do PGM.
  - Técnica da cabeça transversal: Os PGMs da cabeça transversal podem ser abordados diretamente a partir da planta do pé. No entanto, devido à sensibilidade da pele e à dureza da área, recomenda-se uma abordagem mais indireta a partir do dorso do antepé. O doente deve estar em posição supina. A palpação profunda é utilizada para localizar a sensibilidade dolorosa à pressão, procurando o PGM imediatamente proximal às cabeças dos metatarsos. A agulha (0,25 mm x 40 mm) é inserida a partir do dorso do pé, na direção do dedo palpado, passando pelo espaço interósseo até atingir o MTP identificado.
- Perigos e precauções: Embora o calibre destes nervos seja pequeno e o risco de lesão seja baixo, devem ser seguidas as recomendações para evitar complicações (109, 110, 111):

- Para a cabeça oblíqua: atenção ao nervo digital propriamente dito e ao nervo digital comum. Ter em atenção o arco venoso cutâneo plantar e a artéria plantar medial. Manter boas práticas de assepsia durante o procedimento.
- Para a cabeça transversal: A inserção da agulha no espaço interósseo acarreta o risco de afetar os ramos medial ou lateral do nervo fibular superficial, o nervo fibular profundo e os nervos digitais plantares comuns.

5.4.20. Interósseos dorsal e plantar.

- Os pontos de gatilho miofasciais (MTrPs) dos músculos interósseos do pé, tanto dorsais como plantares (e provavelmente também dos músculos lumbricais), geram dor referida que se manifesta no lado do dedo do pé onde o tendão se insere. Esta dor pode também incluir zonas do dorso e da planta do pé ao longo da parte distal do metatarso correspondente (109, 110, 111).
- Sintomas associados (109, 110, 111):
  - Parestesias: O primeiro interósseo dorsal pode causar sensações de formigueiro no dedo grande do pé, que podem propagar-se ao dorso do pé e à parte anteroinferior da perna. Kellgren documentou que a dor do primeiro interósseo dorsal pode irradiar para a metade lateral do pé e para a barriga da perna.
  - Deformidade dos dedos: Como resultado do encurtamento causado pelos PGM, o doente pode queixar-se de que um dedo está invulgarmente próximo de outro, ou que a ponta de um dedo não assenta corretamente no chão, o que resulta numa dificuldade em flexionar corretamente as interfalanges.
  - Dedos do pé em martelo: A fraqueza do interósseo dorsal induzida pelo PGM pode contribuir para a deformidade do dedo do pé em martelo.
- Mecanismos de ativação e perpetuação: Os mecanismos que activam e perpetuam os PGMs nos músculos interósseos são comuns aos descritos acima para outros músculos plantares. Estes podem incluir (109, 110, 111):

- Sobrecarga mecânica: actividades que sobrecarregam os músculos interósseos.
- Calçado inadequado: calçado que não oferece apoio adequado ou é demasiado estreito.
- Traumatismo: Lesões ou impactos na região do pé.

- Agulhamento seco: O doente deve estar em posição supina. O fisioterapeuta posiciona-se adequadamente e utiliza uma técnica de palpação plana bimanual para identificar o PGM. Uma vez localizado, o PGM é fixado com o polegar no dorso do pé e os dedos indicador e médio na planta do pé, utilizando uma palpação em pinça modificada. Recomenda-se uma agulha de 0,16 mm x 25 mm. A agulha é inserida a partir do dorso do pé em direção aos dedos na sola, aplicando uma pressão dorsal significativa para permitir que a agulha atinja as cabeças dos interósseos dorsais e, se necessário, os interósseos plantares correspondentes. Pode ser necessário sondar com a agulha nas direcções lateral e medial, e é importante que os dedos dos pés do doente estejam livres para se moverem. O abanar de um dos dedos do pé no sentido da abdução ou adução, provocado por reacções locais (REL), ajudará a identificar qual o interósseo (dorsal ou plantar) que albergava o PGM (109, 110, 111).
- Perigos e precauções: O agulhamento seco dos músculos interósseos é de baixo risco se forem seguidas as recomendações corretas. As precauções incluem ter cuidado com os ramos medial e lateral do nervo fibular superficial, bem como com o ramo terminal medial do nervo fibular profundo, os nervos digitais plantares comuns e o nervo plantar medial, dependendo do espaço através do qual a agulha é inserida (109, 110, 111).

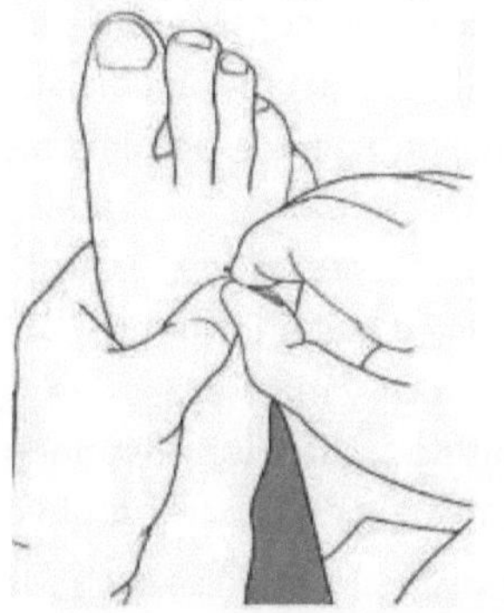
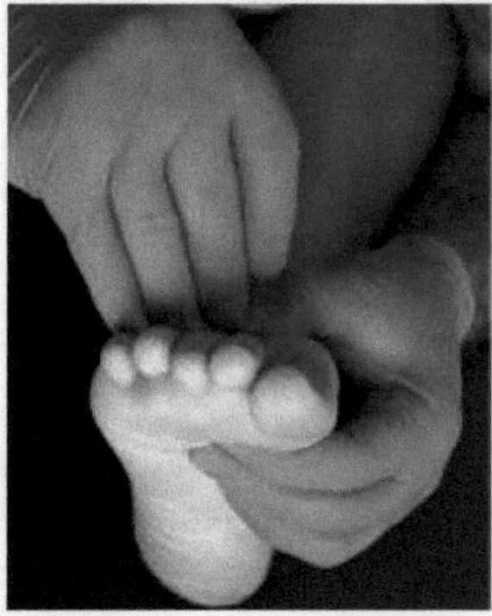

Figura 50: Interósseos dorsais e plantares (53, 54).

5.4.21. Estruturas capsuloligamentares laterais do tornozelo e do pé.

- O tratamento dos pontos de gatilho não miofasciais (NMTPs) nas estruturas capsuloligamentares do tornozelo e do pé tem sido objeto de estudo há várias décadas. Em particular, o Dr. Travell e a Dra. Audrie L. Bobb realizaram uma investigação significativa entre 1941 e 1942 que abordou os efeitos da procaína e de outros fluidos injectáveis no tratamento de áreas de gatilho em tecidos conjuntivos fibrosos (1, 53).
- Experiências de Travell: O Dr. Travell descreveu como tratar os doentes com entorses agudas do tornozelo e do joelho, identificando as áreas de ativação nas cápsulas articulares, ligamentos e tendões. Esta abordagem, centrada em injecções dirigidas a pontos de dor específicos, revelou-se eficaz, permitindo aos doentes carregar a articulação lesionada e andar sem dor após o tratamento (1, 53):
    - Injeção de procaína: Inicialmente utilizada, visava zonas de gatilho específicas dentro das áreas lesionadas.
    - Solução salina isotónica: Em alguns casos, foi utilizada em vez da procaína, revelando-se igualmente eficaz.

- Agulhamento a seco: Esta técnica, que consiste em puncionar diretamente os pontos de gatilho com uma agulha, também apresentou bons resultados, mesmo sem a administração de anestésicos.

- Resultados da investigação: As descobertas de Travell foram apresentadas num congresso em 1947 e posteriormente publicadas em 1952. No seu artigo, destacou várias áreas de gatilho relacionadas com entorses externas do tornozelo, mostrando como a dor referida se estendia a diferentes regiões do tornozelo e do pé (1, 53).
- Dor referida: A dor associada a diferentes PGNMs pode estender-se ao longo do tornozelo e do pé, afectando tanto a cápsula articular como os ligamentos e tendões adjacentes (1, 53).
- Importância da localização: Foi referido que o tratamento dos pontos de gatilho localizados sob o perónio pode estar relacionado com várias estruturas capsuloligamentares e contribuir para o tratamento da dor na área do ligamento colateral medial (1, 53).
- Utilidade clínica e investigação futura: Apesar da utilidade clínica observada no tratamento de PGNM no tornozelo e noutras articulações, existe uma falta de documentação e estudos rigorosos sobre estas práticas. A utilização de técnicas modernas, como a ecografia, poderia proporcionar uma melhor caraterização das áreas de gatilho e da dor referida, bem como evidências sobre a eficácia real do tratamento, dosagem, riscos e contra-indicações (1, 53).
- Agulhamento a seco: Recomenda-se a utilização de agulhas de 0,25 mm x 25 mm. Estas são inseridas nos pontos sensíveis localizados por palpação, seguindo as indicações previamente descritas para o agulhamento seco de PGNM (1, 53).
- Riscos e precauções: Dada a elevada probabilidade de a agulha entrar em contacto com a cápsula articular e potencialmente entrar na articulação, são cruciais medidas extremas de assepsia e desinfeção. Hematomas significativos no local da punção podem

contraindicar a utilização de agulhamento seco em alguns locais (1, 53).

O agulhamento seco dos PGNMs nas estruturas capsuloligamentares laterais do tornozelo e do pé pode ser uma técnica valiosa no tratamento da dor. No entanto, é necessária mais investigação para validar a sua eficácia e para estabelecer protocolos seguros e eficazes para a sua aplicação.

O agulhamento seco estabeleceu-se como uma técnica terapêutica eficaz no tratamento dos pontos de gatilho miofasciais (MTrPs) nos membros inferiores, proporcionando um alívio significativo da dor e melhorando a função muscular. A sua aplicação em músculos como os adutores, interósseos e flexores do pé, bem como em estruturas capsuloligamentares, demonstra a sua versatilidade e eficácia. Os resultados clínicos sugerem que o agulhamento seco não só alivia a dor localizada, como também pode influenciar positivamente a perceção da dor referida e a mobilidade das articulações afectadas. Através da estimulação direta dos PGMs, consegue-se a dessensibilização de áreas hipersensíveis, facilitando a recuperação funcional e reduzindo a incapacidade.

No entanto, é essencial reconhecer a importância da formação adequada do fisioterapeuta na técnica e as precauções necessárias para minimizar os riscos, tais como potenciais lesões de estruturas nervosas ou vasculares. Além disso, é necessária mais investigação para aprofundar a compreensão dos mecanismos subjacentes, bem como a validação de protocolos específicos e a sua eficácia em diferentes populações.

Em conclusão, o agulhamento seco dos membros inferiores representa uma ferramenta valiosa na fisioterapia, contribuindo para o controlo da dor e melhorando a qualidade de vida dos pacientes. A sua integração numa abordagem de tratamento multidisciplinar, juntamente com outras modalidades terapêuticas, pode otimizar os resultados clínicos e melhorar a recuperação em condições músculo-esqueléticas dolorosas.

6. REFERÊNCIAS BIBLIOGRÁFICAS.

1. Simons, D.G., Travell, J.G., Simons, L.S. (2002). Myofascial pain and dysfunction: The trigger point manual. Metade superior do corpo, 2ed. Madrid: Editorial Médica Panamericana. ISBN: 9788479035754.
2. Dommerholt, J., Fernandez, C. (2018). Agulhamento seco do ponto de gatilho: uma abordagem baseada em evidências e clínicas. 2ª edição. Elselvier. ISBN: 978-0702074165.
3. Associação Americana de Fisioterapia (APTA). (2012). Fisioterapeutas e o desempenho do agulhamento seco. 1-141.
4. Baldry, P. (2005). Acupunctura, pontos de gatilho e dor músculo-esquelética. 3ª ed. Churchill Livingstone. ISBN: 978-0443066443.
5. Hong, C.Z. (1994). Injeção de lidocaína versus agulhamento a seco em pontos de gatilho miofasciais: A importância da resposta local de contração. American Journal of Physical Medicine and Rehabilitation. 73(4): 256-263.
6. Cummings, T.M., White, A.R. (2001). Terapias de agulhamento na gestão da dor do ponto de gatilho miofascial: Uma revisão sistemática. Arquivos de Medicina Física e Reabilitação. 82(7): 986-992.
7. Tough, E.A., White, A.R., Cummings, T.M., Richards, S.H., Campbell, J.L. (2009). Acupunctura e agulhamento seco no tratamento da dor do ponto de gatilho miofascial: Uma revisão sistemática e meta-análise de ensaios clínicos randomizados. Jornal Europeu da Dor. 13(1): 3-10.
8. Kietrys, D.M., Palombaro, K.M., Azzaretto, E. (2013). Eficácia do agulhamento seco para a dor miofascial do quarto superior: Uma revisão sistemática e meta-análise. Journal of Orthopaedic and Sports Physical Therapy, 43(9): 620-634.
9. Peuker, E.T., White, A. (1999). Anatomia para a prática clínica da acupunctura. Anatomia Clínica. 12(3): 174-182.
10. Ernst, E., White, A.R. (2001). Estudos prospectivos sobre a segurança da acupunctura: uma revisão sistemática. American Journal of Medicine. 110(6): 481-485.

11. Cummings, T.M., Baldry, P. (2007). Dor miofascial regional: Diagnóstico e gestão. Melhores Práticas e Investigação em Reumatologia Clínica. 21(2): 367-387.
12. Aldlyami, E., Kulkarni, A., Reed, M.R., Muller, S.D. (2010). Luvas sem látex Partington: mais seguras para quem? J. Arthroplasty. 25: 27-30.
13. Mayoral, O. (2009). Agulhamento seco de pontos gatilho: Uma técnica simples para o tratamento da dor miofascial. Fisioterapia. 31(3): 126-134.
14. Pérez, L. (2020). Contra-indicações na terapia de agulhamento seco. Avanços em fisioterapia. Springer. 245-260.
15. Morales, E. (2018). Avaliação e riscos no agulhamento seco. Em S. Fernández (Ed.), Terapias contemporâneas em dor crónica. Editorial Médica. 115-130.
16. Rodríguez, A. (2021). Avaliação da eficácia e segurança do agulhamento seco em pacientes com dores musculares: um estudo clínico. Tese de mestrado, Universidade de Barcelona.
17. Boyce, J.M., Pittet, D. (2002). Guideline for hand hygiene in health-care settings: Recommendations of the Healthcare Infection Control Practices Advisory Committee and the HICPAC/SHEA/APIC/IDSA Hand Hygiene Task Force. American Journal of Infection Control 30(8): S1-S46.
18. Health Service Executive (HSE). (2009). Precauções padrão nos cuidados de saúde. Centro de vigilância da proteção da saúde.
19. Yunus, M.B., e Mense, S. (2019). Síndrome da dor miofascial e pontos-gatilho: Revisão clínica e fisiopatologia. Medicina da dor. 21(2): 179-190.
20. Cagnie, B., Dewitte, V., Barbe, T., Timmermans, F., Delrue, N. (2020). Terapias de agulhamento no manejo de pontos-gatilho miofasciais: uma revisão sistemática. Jornal Americano de Medicina Física e Reabilitação. 99(4): 309-318.
21. Gattie, E., Cleland, J.A., Snodgrass, S.J. (2017). Agulhamento seco para pacientes com dor musculoesquelética: um comentário

clínico. Revista Internacional de Fisioterapia Desportiva. 12(2): 227-236.

22. Kietrys, D. M., Palombaro, K. M., Azzaretto, E. (2019). Eficácia do agulhamento seco para dor miofascial no quarto superior: uma revisão sistemática e meta-análise. Jornal de Fisioterapia Ortopédica e Desportiva. 43(9): 620-634.
23. Shah, J. P., Thaker, N. (2018). Dor miofascial e pontos-gatilho nociceptivos: hora de integrar o agulhamento seco com a medicina baseada em evidências. O Jornal de Fisioterapia Ortopédica e Desportiva. 48(1): 3-9.
24. Melzack, R., Wall, P.D. (1965). Mecanismos da dor: uma nova teoria. Science, 150(3699): 971-979.
25. Dommerholt, J., Fernández-de-las-Peñas, C. (2013). Agulhamento seco do ponto de gatilho: uma abordagem baseada em evidências e clínicas. Churchill Livingstone.
26. Shah, J.P., Gilliams, E.A. (2008). Descobrindo o meio bioquímico dos pontos de gatilho miofasciais usando microdiálise in vivo: Uma aplicação dos conceitos de dor muscular à síndrome da dor miofascial. Journal of Bodywork and Movement Therapies. 12(4): 371-384.
27. Langevin, H.M., Yandow, J.A. (2002). Relação dos pontos de acupunctura e meridianos com os planos do tecido conjuntivo. O Registo Anatómico. 269(6): 257-265.
28. Hidalgo, J., Torres, M., Mayoral, O., Sanchez, Z., Prieto, S. (2013). Termografia infravermelha para a deteção de pontos-gatilho miofasciais em pacientes com dor no pescoço. Física Médica. 40(7).
29. Dutton, M. (2018). Fundamentos das Técnicas de Avaliação Musculoesquelética. 4ª ed. Nova Iorque: Elsevier.
30. Kettner, N., Ragnarsdottir, M. (2014). A importância da história médica e do exame físico no ambiente clínico. Journal of Physical Therapy Science. 26(4): 649-653.
31. Gillon, R. (2015). Consentimento informado: um guia para profissionais de saúde. Jornal de Ética Médica. 41(5): 391-395.

32. Riazi, H., Dyer, C. B. (2016). Consentimento informado: considerações éticas e legais na prática da fisioterapia. Teoria e Prática da Fisioterapia. 32(1): 37-46.
33. Groves, M. (2016). Documentando o consentimento informado em fisioterapia: um imperativo ético e legal. Jornal de Educação em Fisioterapia. 30(3): 15-22.
34. Schenck, K.L., Hall, R.M. (2018). Considerações legais sobre o consentimento informado para fisioterapia. Jornal de Medicina Legal. 39(3): 331-344.
35. McEwen, I.R., Pomeranz, B. (2015). Manual Clínico de Fisioterapia. Nova Iorque: Wiley.
36. Walker, J.A., Allen, S.S. (2017). Controle de Infeção na Prática de Fisioterapia. Jornal de Ciência da Fisioterapia. 29(9): 1665-1670.
37. Glover, J.E., Pomeranz, B. (2016). Posicionamento do Paciente e Ergonomia na Reabilitação. Physical Therapy. 96(5): 617-626.
38. Sweeney, J., Murphy, A. (2019). Melhores práticas para o posicionamento do paciente em técnicas de terapia manual. Teoria e Prática da Fisioterapia. 35(2): 136-142.
39. Cummings, T.M., Cummings, T.J. (2015). Agulhamento seco: uma perspetiva clínica. Jornal de Terapia Manual e Manipulativa. 23(3): 145-155.
40. Dommerholt, J. (2011). Myofascial Trigger Points: Pathophysiology and Evidence-Informed Diagnosis and Management. Jornal de Terapia Manual e Manipulativa. 19(3): 137-147.
41. Trevelyan, F.C., e Noyes, R.A. (2018). Cuidados pós-agulhamento: entendendo o papel da educação do paciente. Physical Therapy Reviews. 23(1): 22-31.
42. Álvarez, A. (2015). Agulhamento seco: Eficácia no tratamento da síndrome da dor miofascial. Revista Internacional de Medicina e Ciências da Atividade Física e do Desporto. 15(59): 245-258.
43. Sato, T., Rosen, J. (2020). Efeitos do agulhamento seco na dor muscular: uma revisão sistemática. Teoria e Prática da Fisioterapia. 36(4): 428-441.

44. Ursini, T., Tontodonati, M. (2018). O papel da inflamação na regeneração muscular. Opinião atual em reumatologia. 30(1): 38-43.
45. Shah, J.P., Thaker, H. (2023). "Pontos de gatilho não miofasciais: uma revisão abrangente". Jornal de Pesquisa da Dor. 16: 107-119.
46. Klein, M.J., et al. (2021). "Pontos de gatilho não miofasciais: uma causa sub-reconhecida de dor". Journal of Bodywork and Movement Therapies. 25 (4): 767-773.
47. Alvarez, D. J., Rockwell, P. G. (2022). "Compreendendo a dor não miofascial: uma revisão dos pontos de gatilho e condições relacionadas". Medicina da dor. 23(8): 1433-1442.
48. Meyer, M.F., et al. (2022). "Explorando os mecanismos por trás do agulhamento seco na dor não miofascial: uma abordagem baseada em evidências". Reabilitação Clínica. 36(6): 760-771.
49. Tashjian, R.Z., et al. (2021). "Abordagens clínicas para pontos de gatilho não miofasciais". Médico da dor. 24(2): 97-106.
50. Tough, E.A., White, A.R. (2022). "O papel do agulhamento seco no tratamento da dor não miofascial". Relatórios atuais de dor e dor de cabeça. 26(6): 455-462.
51. Dommerholt, J., Mayoral, O., Gröbli, C. (2006). Trigger point dry needling. journal of manual and manipulative therapy. 14(4): 70-87.
52. Chys, M., De Meulemeester, K., Murillo, C., De Greef, I. (2023). Eficácia clínica do agulhamento seco em pacientes com dor musculoesquelética - Uma revisão geral. Jornal de Medicina Clínica. 12(3): 1205.
53. Mayoral, O., Salvat, I. (2021). Fisioterapia invasiva da síndrome da dor miofascial: Manual de agulhamento seco do ponto de gatilho. ISBN: 978-8491103950.
54. Dommerholt, J., Fernandez, C. (2013). Agulhamento seco do ponto de gatilho: uma abordagem baseada em evidências e clínicas. Churchill Livingstone.
55. Kietrys, D.M., Palombaro, K.M., Azzaretto, E., Hubler, R., Schaller, B., Schlussel, J.M., et al. (2013). Eficácia do agulhamento seco para a dor miofascial do quarto superior: Uma revisão sistemática e meta-

análise. The Journal of Orthopaedic and Sports Physi-cal Therapy. 43(9): 620-34.

56. Boyles, R., Fowler, R., Ramsey, D., Burrows, E. (2015). Eficácia do agulhamento seco do ponto de gatilho para várias regiões do corpo: uma revisão sistemática. The Journal of Manual adn Manipulative Therapy. 23(5): 276-93.

57. Valera, F., Minaya, F. (2016). "Efeitos do agulhamento seco nos pontos-gatilho miofasciais do músculo peitoral maior em indivíduos com dor miofascial". Physiotherapy. 38(1): 24-32.

58. Cagnie, B., Dewitte, V., Barbe, T., Timmermans, F., Delrue, N., Meeus, M. (2013). "O uso de agulhamento seco no gerenciamento de pontos de gatilho miofascial: um estudo piloto". Journal of Bodywork and Movement Therapies. 17(4): 424-429.

59. Fernandez, C., Dommerholt, J. (2014). "Agulhamento seco do músculo peitoral maior em pacientes com dor no ombro: um ensaio clínico randomizado". Jornal de Terapia Manual e Manipulativa. 22 (3): 155-162.

60. Calvo, C., et al. (2017). "Comparação dos efeitos agudos do agulhamento seco de pontos de gatilho miofasciais ativos nos músculos peitoral maior e infraespinhal em pacientes com dor no ombro". Journal of Manipulative and Physiological Therapeutics. 40(9): 616-623.

61. Simons, D. G. (2004). "Revisão dos efeitos do agulhamento seco nos pontos de gatilho miofasciais no quarto superior, incluindo o músculo peitoral maior". Journal of Musculoskeletal Pain. 12(3-4): 123-134.

62. Perez, S., Olivan, B., Magallon, R., De la Torre, M., Gaspar, E., Romo, L., et al. (2010). Estimulação eléctrica nervosa percutânea versus agulhamento seco: eficácia no tratamento da dor lombar crónica. J Musculoskelet Pain. 18(1): 23-30.

63. Furlan, A.D., Van Tulder, M., Cherkin, D., Tsukayama, H., Lao, L., Koas, B., et al. (2005). Acupunctura e agulhamento seco para a dor lombar: uma revisão sistemática actualizada no âmbito da colaboração cochrane. Spine. 30(8): 944-63.

64. Athanasakis, P., Nikodelis, T., Panoutsakopoulos, V., Mylonas, V. (2024). Efeito agudo do agulhamento seco na cinemática do tronco e no equilíbrio de pacientes com dor lombar inespecífica.
65. Hu, H.T., Gao, H., Ma, R.J., Zhao, X.F., Tian, H.F., Li, L. (2018). O agulhamento seco é eficaz para a dor lombar: uma revisão sistemática e meta-análise de acordo com o PRISMA. Medicina. 97: e11225.
66. Fernandez, C., Dommerholt, J. (2014). Agulhamento seco dos músculos torácicos multifidi em pacientes com dor crônica na coluna torácica: uma série de casos. Journal of Bodywork and Movement Therapies. 18(1): 145-151.
67. Boyle, K.L., Olinick, J., Lewis, C. (2010). O valor da mistura de agulhamento seco com manipulação espinhal quiroprática para pacientes com dor crônica da coluna torácica. Journal of Chiropractic Medicine. 9(2): 79-86.
68. Liu, L., Huang, Q.M., Liu, Q.G., Thitham, N., Li, L.H., Ma, Y.T., Zhao, J.M. (2018). Evidência para agulhamento seco no tratamento de pontos-gatilho miofasciais associados à dor lombar: uma revisão sistemática e meta-análise. 99 (1): 144-152.e2.
69. Khan, I., Ahmad, A., Ahmed, A., Sadiq, S., Asim, H.M. (2021). Efeitos do agulhamento seco nos pontos-gatilho miofasciais das extremidades inferiores. J. Pak. Med. Assoc. 71: 2596-2603.
70. Morihisa, R., Eskew, J., McNamara, A., Young, J. (2016). Agulhamento seco em indivíduos com pontos de gatilho muscular do quarto inferior: uma revisão sistemática. Int. J. Sports Phys. Ther. 11 :1-14.
71. Meleger, A.L., Krivickas, L.S. (2007). Dor no pescoço e nas costas: distúrbios músculo-esqueléticos. Neurol. Clin. 25: 419-438.
72. García, M., Peña, S., Martín, M. (2021). Eficácia do agulhamento seco em pontos-gatilho miofasciais em atletas: revisão sistemática. Revista Andaluza de Medicina Desportiva. 14(2): 66-74.
73. Dommerholt, J., Huijbregts, P. (2010). Myofascial Trigger Points: Pathophysiology and Evidence-Informed Diagnosis and Management. Jones & Bartlett Learning. ISBN: 978-0763779740.

74. Huguenin, L., Brukner, P.D., McCrory, P., Smith, P., Wajswelner, H., Bennell, K. (2005). Effect of dry needling of gluteal muscles on straight leg raise: a randomised, placebo controlled, double blind trial. Br J Sports Med. 39: 84-90.
75. Onik, G., Kasprzyk, T., Knapik, K., Wieczorek, K. (2020). A terapia de pontos de gatilho miofascial modifica o mapa térmico da região glútea. BioMed Research International. 24.
76. Zarei, H., Bervis, S., Piroozi, S., Motealleh, A. (2019). Valor agregado do agulhamento seco do glúteo médio e do quadrado lombar na melhora da dor e função do joelho em atletas do sexo feminino com dor patelofemoral: um ensaio clínico randomizado. Arquivos de Medicina Física e Reabilitação. 101.
77. Reina, F., Dommerholt, J., Fernández, C. (2017). Pontos de gatilho miofascial, dor e agulhamento seco na síndrome da banda iliotibial. Medicina da Dor. 18(3): 550-555.
78. Rodríguez, J., González, B., De la casa, M., Salín, L., Martín, P. (2016). Eficácia do agulhamento seco e outras técnicas invasivas na síndrome do piriforme. Revista Internacional de Investigação em Ciências do Desporto. 12(3): 131-145.
79. Boyajian, L.A., McClain, R.L., Coleman, M.K., Thomas, P.P. (2008). Diagnóstico e tratamento da síndrome do piriforme: Uma abordagem osteopática. Journal of the American Osteopathic Association. 108(11): 657-664.
80. Mayoral, O., Salvat, I., Hernández, P. (2013). Eficácia do agulhamento seco profundo em pontos-gatilho miofasciais do músculo reto abdominal em pacientes com dor lombar crônica. Revista Internacional de Investigação em Ciências do Desporto. 9(32): 297-306.
81. Tesch, P. A., & Lindberg, F. (2014). Efeitos do agulhamento seco na ativação muscular e na dor no músculo reto abdominal durante o exercício. Revista Internacional de Fisioterapia Desportiva. 9(6): 803-809.

82. Dommerholt, J. (2010). Agulhamento seco dos músculos obliquus internus e obliquus externus abdominis. Journal of Bodywork and Movement Therapies, 14(4): 394-398.
83. Ríos Bautista, A., & Domínguez Molina, S. (2012). Agulhamento seco profundo no tratamento da síndrome miofascial abdominal. Fisioterapia. 34(5): 236-244.
84. Mayoral, O., Salvat, I., Martín, M.T., Martín, A.M., Calvo, M. (2012). Eficácia do agulhamento seco profundo em pontos-gatilho miofasciais do músculo sartório em pacientes com dor crônica. Journal of Physiotherapy. 35(2): 120-125.
85. Zarrin, M., Nakhosin, N., Naghdi, S., Hasson, S., Forogh, B., Rezaee, M. (2023). Agulhamento seco para inibição muscular artrogênica do quadríceps femoral em pacientes após a reconstrução do ligamento cruzado anterior: um protocolo para um ensaio clínico randomizado. Jornal de Acupunctura e Estudos dos Meridianos. 16: 193-202.
86. Velázquez, J., Ruíz, B., Rodriguez, D., Romero, C., López, D., Calvo, C. (2020). Eficácia do agulhamento seco do vasto medial do quadríceps em um protocolo de reabilitação após a reconstrução cirúrgica da rutura completa do ligamento cruzado anterior.
87. Alaei, P., Nakhosin, N., Naghdi, S., Fakhari, Z., Komesh, S., Dommerholt, J. (2020). Agulhamento seco para flexibilidade do isquiotibiais: um ensaio clínico randomizado e controlado simples-cego. Jornal de Reabilitação Desportiva. 30(3).
88. Nakhosin, N., Alaei, P., Naghdi, S., Fakhari, Z., Komesh, S., Dommerholt, J. (2018). Efeitos imediatos do agulhamento seco como uma nova estratégia para a flexibilidade dos isquiotibiais: um estudo piloto clínico simples e cego. Jornal de Reabilitação Desportiva. 29: 1-23.
89. Kumagai, M., Sato, M., Akazawa, K. (2016). Efeitos do agulhamento seco na síndrome da dor miofascial no músculo pectíneo: um relato de caso. Journal of Bodywork and Movement Therapies. 20(2): 348-352.

90. König, L., Mense, S. (2014). O efeito do agulhamento seco na dor e rigidez muscular no músculo adutor longo: um estudo de caso. Journal of Bodywork and Movement Therapies. 18(1): 124-130.
91. López, M., Gallo, F. (2017). Eficácia do agulhamento seco nos adutores em pacientes com dor na virilha. Fisioterapia. 39(1): 23-29.
92. Cecchini, M., González, A. (2016). O efeito do agulhamento seco na síndrome da dor miofascial nos músculos adutores: um estudo controlado randomizado. Medicina da Dor. 17(12): 2284-2291.
93. Rahou, Y., Navarro, M.J., Gómez, G.F., Cleland, J.A., López, I., Fernández, C., Ortega, R., Plaza, G. (2020). Efeitos do agulhamento seco do ponto de gatilho para o tratamento de síndromes de dor no joelho: uma revisão sistemática e meta-análise. J.Clin. Med. 9.
94.- Ughreja, R.A., Prem, V. (2021). Eficácia das técnicas de agulhamento seco em pacientes com osteoartrite de joelho: uma revisão sistemática e meta-análise. J. Bodyw. Mov. Ther. 27: 328-338.
95.- Mayoral, O., Salvat, I., Martin, M., Martin, S., Santiago, J., Cotarelo, J., et al. (2013). Eficácia do agulhamento seco do ponto de gatilho miofascial na prevenção da dor após artroplastia total do joelho: um estudo randomizado, duplo-cego e controlado por placebo. Evid Based Complement Alternat Med.
96.- James, S.L., Ali, K., Pocock, C., Robertson, C., Walter, J., Bell, J., et al. (2007). Agulhamento seco guiado por ultrassom e injeção de sangue autólogo para tendinose patelar. British Journal of Sports Medicine. 41(8):518-21
97.- Velázquez, J., Sánchez, Z., Campón, A., Chekroun, A., Baraja, L. (2022). Estudo Comparativo da Eficácia do Ácido Hialurônico, Agulhamento Seco e Tratamento Combinado na Osteoartrite Patelar Ensaio Clínico Randomizado Simples Cego. Revista Internacional de Investigação Ambiental e Saúde Pública (IJERPH). 19(7).
98. Reza, M., Kordi, A., Rahimi, M., Abdollahian, N. (2021). Dor miofascial e tratamento Os pontos de gatilho do agulhamento seco

ao redor das articulações do joelho e do quadril melhoram a função em pacientes com osteoartrite leve a moderada do joelho. Journal of Bodywork and Movement Therapies. 27: 597-604.

99. Espejo, L., Gacimartín, A., Pérez, M.R., Cardero, M.A., De la cruz, B., Albornoz, M. (2014). Efeitos na tensão neural adversa medida pelo teste Slump após agulhamento seco do ponto de gatilho miofascial do músculo gastrocnêmio. Physiotherapy. 36(3): 127-134.

100. Lucena, D., Luque, C., Valencia, J., García, C. (2022). Eficácia do Agulhamento Seco de Pontos de Gatilho Miofascial nos Músculos Tríceps Surae: Revisão Sistemática. Healthcare. 10(10): 1862.

101. Mullins, J., Nitz, A., Hoch, M. (2019). Teoria do equilíbrio do agulhamento seco: uma explicação mecanicista para melhorar a função sensório-motora em indivíduos com instabilidade crônica do tornozelo. Teoria e Prática da Fisioterapia. 37: 1-10.

102. Salemi, P., Hosseini, M., Daryabor, A., Fereydounnia, S., Smith, J. (2024). Trigger Point Dry Needling para reduzir a dor e melhorar a função e o controle postural em pessoas com entorse de tornozelo: uma revisão sistemática e meta-análise. Jornal de Medicina Quiroprática.

103. Singh, A., Wadhwani, N., Sharma, M. (2024). Eficácia a curto prazo do agulhamento seco na dor e na amplitude de movimento do tornozelo em atletas com síndrome de stress tibial medial - um ensaio de controlo aleatório. O Jornal de terapia manual e manipulativa. 1-7.

104. Mullins, J., Hoch, M., Kosik, K., Heebner, N., Gribble, P., Westgate, P., Nitz, A. (2020). Efeito do agulhamento seco na excitabilidade do reflexo espinhal e no controle postural em indivíduos com instabilidade crônica do tornozelo. Jornal de Terapêutica Manipulativa e Fisiológica. 44.

105. He, C., Ma, H. (2017). Eficácia do agulhamento seco do ponto de gatilho para dor no calcanhar plantar: uma meta-análise de sete ensaios clínicos randomizados. J. Pain Res. 10 :1933-1942.

106. Llurda, L., Labata, N., Meca, T., Navarro, M.J, Cleland, J.A., Fernandez, C., Perez, A. (2021). O agulhamento seco é eficaz para o

tratamento da dor plantar no calcanhar ou fascite plantar? Uma revisão sistemática e meta-análise actualizada. Pain Med. 22 :1630-1641.

107. Cotchett, M.P., Munteanu, S.E., Landorf, K.B. (2014). Eficácia do agulhamento seco do ponto de gatilho para dor no calcanhar plantar: um estudo controlado randomizado. Phys Ther. 94: 1083-94.

108. Eftekhar, B, Babaei, A, Zeinolabedinzadeh, V. (2012). Avaliação do agulhamento a seco em pacientes com dor crónica no calcanhar devido a fasceíte plantar. Foot (Edinb). 1-5.

109. Salehi, S., Shadmehr, A., Olyaei, G., Bashardoust, S. (2019). Eficácia do agulhamento seco para o tratamento da fascite plantar: um estudo de revisão. Jornal de reabilitação moderna. 13(1).

110. Behnam, A., Mahyar, S., Ezzati, K., Rad, S.M. (2014). O uso de agulhamento seco e meridianos miofasciais em um caso de fascite plantar. Journal of Chiropractic Medicine. 13(1): 43-8.

111. El Mallah, R., Elattar, E.A., Zidan, H.F. (2017). Plasma rico em plaquetas versus agulhamento seco de pontos-gatilho do meridiano miofascial no tratamento da fascite plantar. Reumatologia e Reabilitação Egípcia.44(2): 58.

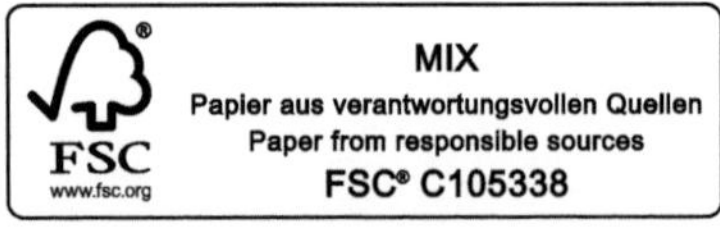

Printed by Books on Demand GmbH, Norderstedt / Germany